JN275317

デンタルテクニックス
㉒

歯頸部と根面の修復

久保 至誠
著

財団法人 口腔保健協会

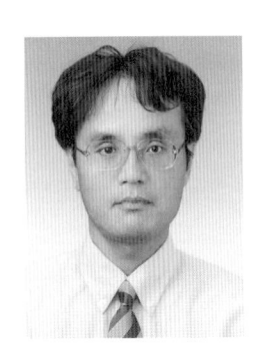

久保　至誠
略　歴

昭和56年3月28日　東京医科歯科大学歯学部卒業
昭和56年4月1日〜昭和57年3月31日　長崎大学歯学部創設準備室助手
昭和57年4月1日〜昭和63年3月31日　長崎大学歯学部歯科保存学第1講座助手
昭和63年1月19日　東京医科歯科大学歯学博士　第312号取得
昭和63年4月1日〜現在に至る　長崎大学歯学部歯科保存学第1講座講師
平成2年6月8日〜平成3年6月13日　アーヘン大学歯学部（ドイツ連邦共和国）海外研修
平成12年3月12日〜平成12年5月10日　メルボルン大学歯学部（オーストラリア）海外出張（文部省海外研究開発動向調査）

目　　次

はじめに ……………………………………………………………………………………… 4
　　　　1．カリオロジーに基づいたう蝕治療／4　　2．科学的根拠に基づく医学・医療／4
　　　　3．DOS から POS へ／5

第1章　歯頸部と根面の修復が最近注目されている背景 ……………………… 6

第2章　歯頸部う蝕，くさび状欠損ならびに根面う蝕に
　　　　関する基礎知識・情報 …………………………………………………… 7
　　　　1．定義／7　　2．疫学／7　　3．病態／9　　4．原因／12　　5．好発部位／14
　　　　6．リスクファクター／14　　7．予防ならびにう蝕管理法／15

第3章　歯頸部う蝕，くさび状欠損ならびに根面う蝕の修復材料に
　　　　関する基礎知識 …………………………………………………………… 18
　　　　1．コンポジットレジン／19　　2．接着システム／21　　3．グラスアイオノマー
　　　　セメント／25　　4．コンポマー／26

第4章　歯頸部う蝕，くさび状欠損ならびに根面う蝕の修復法 ……………… 28
　　　　1．総論／28　　2．各論／33

第5章　修復物の術後管理 ……………………………………………………… 41
　　　　1．修復物の再研磨，補修，再修復／41　　2．知覚過敏処置／42

おわりに ……………………………………………………………………………………… 44

はじめに

歯頸部と歯根の修復について述べる前に，最近のう蝕治療の変化について最初に触れておきたい．

1．カリオロジーに基づいたう蝕治療

従来のう蝕に関する診査はう窩や着色があるかないか，また診断はどれくらいの大きさや深さを判断していただけであったといっても過言ではない．さらに，う蝕はすべて治療の対象となり，大学でも，いかにうまく窩洞を形成し，修復するかに重点を置いて教育がなされてきた．しかし，う窩に対する対症療法に多くの時間が割かれ，う蝕の原因除去といった重要な観点が欠けていた．さらに，修復物の耐用年数が期待していたほど長くないことも報告されている．したがって，う蝕への早期発見・早期治療という対応は，う蝕の予防，歯髄や歯の保存に大きな成果をあげることはできなかったようである．

このような状況において，日本でも，1990年代中頃より，う蝕をカリオロジー（う蝕学）という観点から見直そうという気運が高まってきている．カリオロジーとは，う蝕を基礎，臨床の立場から総合的にとらえ，その疫学，病因・病態，臨床的対処法から予防に至るまで包括的に取り扱う学問体系である．う蝕治療はこのカリオロジーの研究成果から，さらには，高齢化社会の到来，少子化，医療費，福祉問題など社会のニーズの面からも，大きな変革（対症療法から原因療法へ；早期発見・早期治療から，早期発見・早期予防管理へ）が迫られている[1〜4]（表1）．具体的には，カリエスリスクの判定などを行い，原因除去，う蝕発生のプロセスに対する処置に重点が置かれるようになってきた（図1, 2）．また，接着性修復材料の進歩によって，健全歯質の削除を最小限にとどめるようになった．さらに，処置後のメインテナンスもう蝕治療の一部として，重要性が認識されるようになった（図3）．

2．科学的根拠に基づく医学・医療（Evidence-Based Medicine：EBM）

最近，EBMが注目されているが，たとえすばらしい客観的根拠でも，臨床技能が欠けていると十分に活用されることなく，全体として誤った医療となる危険性がある．われわれ臨床家は，文献を

表1　クリニカルカリオロジーのための各種課題

う蝕発症の予防：リスクファクターの分析．個々の患者への対応
う蝕の診査：口腔状況の把握，どこに（部位）→なぜ（原因）
う蝕の診断：経過観察か，治療か
経過観察：COへの対応
う蝕の治療：工学的アプローチから生物学的アプローチへ…最少の歯質削除，歯髄保護
感染症としての対応…細菌対策
再感染の予防…リスクファクターの除去，周囲歯質の強化，修復物の耐久性
辺縁漏洩の防止（歯質接着性，インプレグネーション）
術後の指導と定期診査
経済的検討：コストベネフィット，保険医療制度

（岩久正明：う蝕への総合的対応策としてのカリオロジー，歯医学誌，18：102，日本歯科医学会，1999．）

15 年後

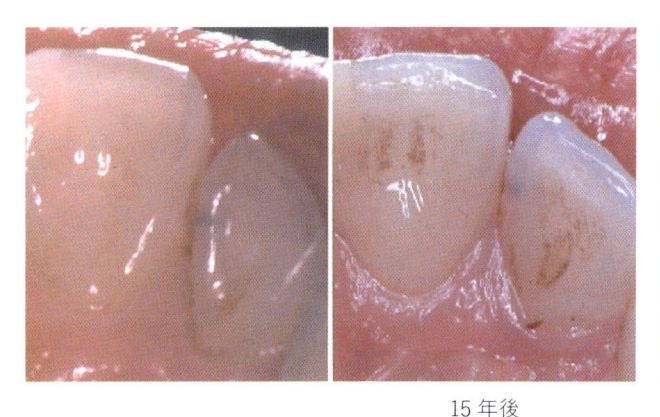

図 1　ローリスク患者
ローリスク患者におけるう蝕の進行状況．
2|：近心隣接面にう蝕．15 年経過後もう蝕の進行はほとんど認められない．

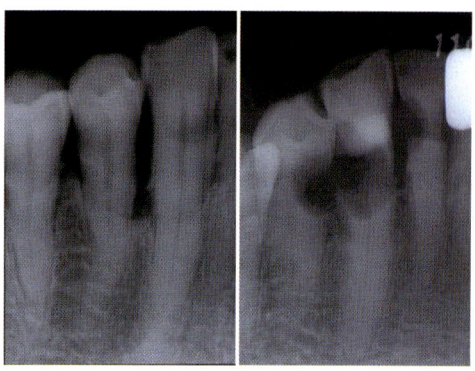

3 年後

図 2　ハイリスク患者
ローリスク患者におけるう蝕の進行状況．
3 年間の間にう蝕は急速に進行．患者(73 歳)はこの期間中に向精神薬を服用するようになった．

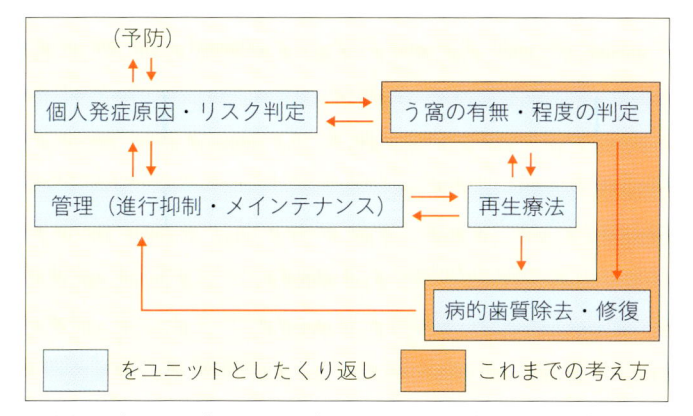

(千田 彰：どう変わるのか，変えるのかウ蝕治療，デンタルダイヤ，24(2)：66, 1999.)

図 3　最近のう蝕治療の流れ
従来はう窩の有無・程度の判定と修復治療のくり返しであった．

批判的に検証・評価する能力を身につけるだけでなく，生涯を通じて診断・判断能力や治療技術を向上させていく必要がある．

3．DOS から POS へ

医療のパラダイム（一時代における支配的な物の見方）は DOS（Doctor Oriented System：医者中心主義）から POS（Patient/Problem Oriented System：患者中心主義/問題指向システム）へと移行してきている．すなわち，以下のようなステップを踏んだのち，初めて患者に対して治療計画を説明し，患者の同意を得て(インフォームド・コンセント)，問題の解決へ向けて治療を進めていくことが推奨されている．

①質問表や問診などで情報を収集し，まず患者の問題点を認識する．

②口腔内診査などで原因について調査し，情報を整理・分析する．

③問題点と情報を整理・統括（診断）し，解決策（治療計画）を立てる．

第1章　歯頸部と根面の修復が最近注目されている背景

　歯頸部と根面の修復が対象となる主な疾患は、歯頸部のう蝕、くさび状欠損ならびに（歯）根面う蝕である。

　歯冠の唇面、頰面および舌面の歯頸側3分の1にある窩洞すなわち5級窩洞の修復は、古くから教科書に比較的大きく取り上げられてきたが、歯冠と歯根に連なる歯頸部窩洞、くさび状欠損、根面う蝕に関しては、最近の教科書[5,6]でも簡単に触れられる程度に止まっている。この理由は、これらに関する研究が少ないばかりでなく、他に解決しなければならない緊急課題（咬合面や隣接面などの歯冠部う蝕）があり、重要視されていなかったためと思われる。しかし、根面う蝕は新しい疾患でなく、むしろ古代、中世では根面う蝕が歯冠部う蝕よりはるかに多く主流であったと考えられている[7]。

　根面う蝕が発症するには、歯肉が退縮して、根面が露出しなければならない。したがって、根面う蝕は歯周病との関連が高く、年齢とともに増加する。くさび状欠損も同様に、年齢とともに増加していくことが報告されている[8,9]。高齢化社会、8020運動の成果などにより、今後増加することが予測され、歯冠部う蝕の減少とあいまって、世界的にも1980年代より注目されるようになってきた。また、歯頸部と根面のう窩は、その大半が象牙質で構成されるが、接着性修復材料の進歩によって、より確実に修復することが可能となり、最近では積極的に治療される対象となってきたことも一因であろう。

　他にも、歯頸部の修復の対象となるものに歯頸部の酸蝕症やくさび状欠損と異なる摩耗症がある。酸蝕症とは、酸の作用により歯質が表在性に脱灰されることで、う蝕のように細菌が関与したものではない。初期にはエナメル質の白濁を引き起こし、進行すると欠損を生じる。う蝕が併発した場合、その原因究明が困難になる。広範囲に生じることが多いのがその特徴である。酸の中でも食品によるものでは、歯頸側に脱灰が生じやすいといわれている。摩耗症とは、義歯のクラスプ等による機械的摩擦によって生じた硬組織欠損である。これらの症例に遭遇する頻度は非常に少ないので、本書ではこれ以上言及しないが、原因を究明する際、考慮に入れておかなければならない。

第2章　歯頸部う蝕，くさび状欠損ならびに根面う蝕に関する基礎知識・情報

歯頸部う蝕，くさび状欠損，根面う蝕など歯頸部周辺の硬組織疾患の修復について述べる前に，これらの疾患の原因，発生のメカニズム，プロセスや疫学的データについての知識・理解がなければ，修復処置の良好な予後は期待できない．また，予防やメインテナンスを行っていくためには，これらの知識やリスクファクターに関する情報も必須である．

しかし，歯冠部う蝕に比較し，病因に不明な点が多いだけでなく，その診断や処置法も確立されていないのが現状である．

1．定　義

1）歯頸部う蝕

いわゆる5級窩洞で修復するう蝕，すなわち，歯冠の唇側，頰側，舌側の歯頸側1/3に発生したう蝕で，平滑面う蝕に属する．外国の論文では，歯冠部に限局せず，歯根部象牙質も含む歯頸部の窩洞を5級窩洞と称しているものが多い．ここでは，う蝕の原発が歯冠歯頸部のもの，あるいはう蝕が歯根部に及んでいても，う蝕の大半が歯冠部に存在するものを「歯頸部う蝕」とする．

2）くさび状欠損

う蝕に次いで多い硬組織疾患であるが，明確な定義はない．一般的には，う蝕を伴わない，くさび状の歯頸部硬組織欠損（実際には，くさび状の形態は少ない）を「くさび状欠損」と称する．最近の保存修復学の教科書までは，くさび状欠損を歯ブラシ摩耗によるものとし，摩耗症に属するものとしてきた．ごく軽度で知覚過敏やその他の実害がなければ，そのまま放置してよいが，知覚過敏，審美障害を伴う場合やある程度大きなものは，う蝕がなくとも修復の対象となる．

3）根面う蝕

根面う蝕に関しても，統一された明確な定義はない．原則的には，歯冠部から独立し，歯根面に限局して存在しているう蝕を「歯根面う蝕」または「根面う蝕」と称する．しかし，発症部位の多くは歯頸線（セメント・エナメル境）付近であり，歯根部に限局しているとは限らない．さらに，修復されている場合は窩洞にエナメル質を含んでいることも多い．これらのようなケースでも，原発部位が根面と思われれば，根面う蝕とする．

2．疫　学

疫学とは人間集団を対象として，人間の健康およびその異常の原因を宿主，病因，環境の各面から包括的に研究し，健康の増進と疾病の予防をはかる学問である．最近注目されているEBMは臨床疫学に端を発している．ただし，母集団が異なれば，適合しないこともあることに留意しなければならない．例えば，う蝕の少ないスウェーデンのデータがう蝕の多い日本の参考とならない場合もある．

1）歯頸部う蝕

う蝕に関する疫学調査は非常に多いが，歯頸部のう蝕に焦点を当てた調査は皆無といってもよい．小窩裂溝部，隣接面の接触点付近および歯頸部はう蝕の三大好発部位といわれている．しかし，筆者は歯冠部に限局した歯頸部の初期う蝕の再石灰化処置や予防処置は行っても，修復治療をする機会は少ない．修復処置を要する歯頸部う蝕は，歯根まで波及している場合が多い．

2）くさび状欠損

　世界的にも，くさび状欠損に関する疫学調査は非常に少ない．また，診断基準や調査年齢も統一されていない．しかし，50歳台まではくさび状欠損の所有者率は単調に増加するという共通した結果が得られている．眞木ら[8]は，さらに80歳台まで調査し，図4に示すように，50歳台をピークに60歳以降は漸減することを指摘している．少なくとも20〜50歳台までは，所有者率および平均所有歯数ともに，根面う蝕より顕著に高い．したがって，歯頸部が修復される主な原因になっていると考えられる[8,9]．ドイツにおいて，外来患者の約23%がくさび状欠損を有し，くさび状欠損患者の約70％に知覚過敏症状が認められたという報告もある[10]．

　口腔衛生意識の向上に伴い，数十年前に比較し，歯磨きの回数だけでなく時間も増加している．また，電動ブラシの普及率も急速に伸びている．しかし，適切な指導が伴わなければ，このような状況は歯肉退縮や摩耗症を引き起こす危険性が高まるとも考えられる．さらに，最近は，社会生活おいてストレスがますます多くなり，くさび状欠損も増えやすい環境になっていると思われる[9]．

　くさび状欠損に関する各種疫学調査がようやく始まろうとしている．残念ながら，疫学データが不足しているので，体系化された予防あるいは進行阻止のための保健指導は未だ確立されていないのが現状である．

3）根面う蝕

　疫学調査においては診断，診査基準が統一されていることが望ましい．しかし，歯根面う蝕の場合も，その定義から病因に至るまで複雑な面があり，1997年にWHOが根面う蝕に関する診査基準を提示するまで，各研究者が独自の診査基準で調査を行ってきた．ちなみに，1999年に実施されたわが国の歯科疾患実態調査における根面う蝕の審査基準は以前と同じであった．データの比較のため，やむをえない点もあるが，軟化象牙質の存在が触診できるものC_1，深さ2mm程度のう窩が存在するものC_2という基準で，歯冠部う蝕と根部う

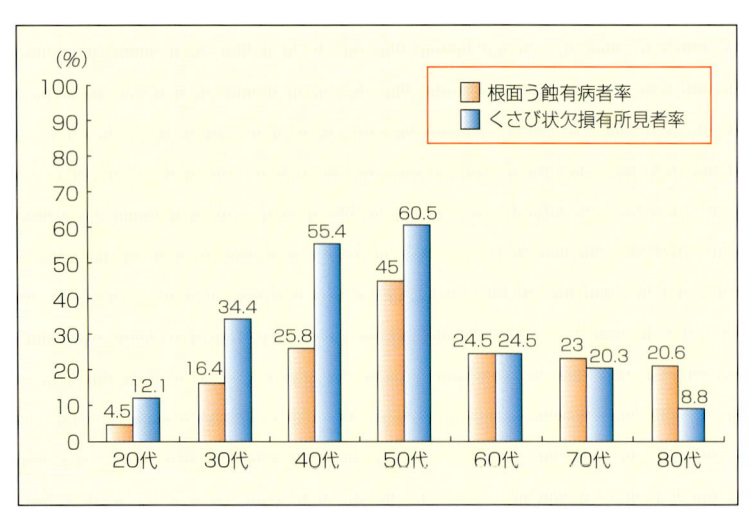

（眞木吉信：これ一冊でわかる歯根面う蝕のすべて　21世紀のカリオロジー戦略，（眞木吉信監修），別冊　歯科衛生士，p.37，クインテッセンス出版，1999．を改変）

図4　年齢別にみたくさび状欠損有所見者率および根面う蝕有病者率

蝕の区別がないのは時代にそぐわないように思える．また，RCI（Root Caries Index, Katz[11]，図5）という評価基準が研究者の間ではよく使われているが，DMFやCPITN（Community Periodontal Index of Treatment Needs, WHO, 1982）のようには一般的でない．研究報告の相互比較を行うためにも，統一された評価基準の確立が急務である．

わが国における根面う蝕の疫学調査研究も少ないが[8,12,13]，根面う蝕有病者率は，少なくとも50歳台まで，年齢とともに増加するのは間違いないようである．また，職種によって生活リズムや食習慣，肉体的な疲労度や精神的ストレスが異なり，これらの因子の根面う蝕発現への関与が示唆されている[8]．さらに，向精神薬を服用している集団は，一般の成人集団より2倍以上高い有病者率を示すことも報告されている[8]．

根面う蝕に大きく関連している歯肉退縮に関する調査では，母集団によって若干成績が異なるが，20歳台ですでに相当数に認められ，有病者率は50歳台まで年齢とともに増加し90％以上に達することが明らかにされている[12]．疫学調査では，視診と触診で検査が行われるが，歯肉退縮がある程度進まない限り，隣接面のう蝕を発見することは難しい．抜去歯を用いた根面う蝕の観察では，隣接面歯頸部のほうが頰舌面よりう蝕の発生頻度が高いことが指摘されている．これらのことを考慮すれば，実際の根面う蝕の有病率は疫学調査の結果より高いものと推測される[12]．

わが国における根面う蝕の疫学研究は有病調査（断面調査）によるものしかない．したがって，現時点においては，治療に対する明確な指針がないといっても過言ではない．今後，高齢化が急速に進むわが国にとって，発病調査（縦断調査）は非常に重要な研究テーマである．

3．病　態

1）歯頸部う蝕

初期にはエナメル質の白濁斑（White SpotまたはEnamel Lesion）として認められる（図6）．プラークを除去した後に出現することが多く，プラークと間違われることもある．基本的にはプラークの付着部位に一致した形態の白斑となるが，点状の白斑，細い帯状の白斑などもある．再石灰化処置の効果が最も発揮されやすい症例なので，できるだけ早期に発見し，適切な予防処置を施すことが大切である．進行が停止している場合は，

$$RCI = \frac{RD+RF}{RD+RF+RN} \times 100\%$$

RD：未処置の根面う蝕歯面数
RF：修復された歯根歯面数
RN：健全な露出歯根歯面数

(Kats, R. V.: Assessing root caries in populations: The evaluation of the root caries index, J. Public. Health. Dent., 40：7～16, 1980.)

図5　RCI（Root Caries Index）
根面う蝕を表す指数．すなわち，歯肉退縮のある露出歯根面におけるう蝕根面と修復根面の割合．

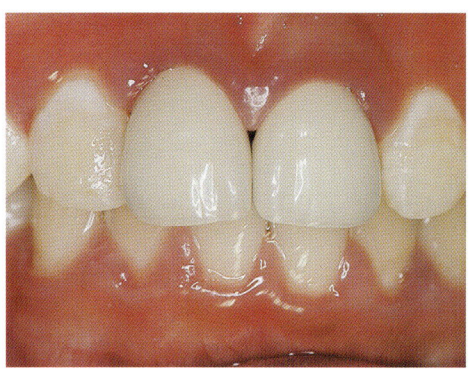

図6　歯頸部（2|2）のエナメル質白濁斑（White Spot）
患者は16歳の男子．3年間の経過観察で大きな変化は認められない．

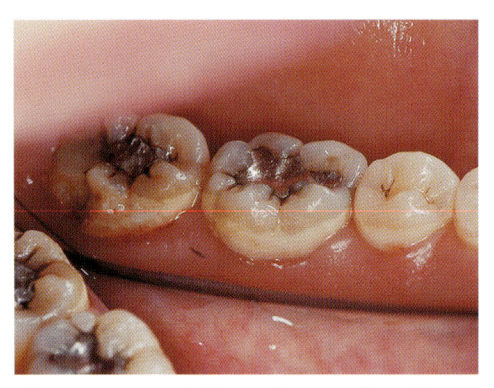

図7 エナメル質表面の艶がなく濃い白色を呈した脱灰帯1（ミラー使用）
通常う蝕になりにくい下顎臼歯部舌側の歯頸部に艶のない白濁が連続して認められる．患者（31歳）は原因不明の痛みに悩まされ，痛みを紛らわせるため飴を頻繁に摂取している．薬剤の影響で唾液分泌量も非常に少ない．第二小臼歯には小さな欠損があり，診査を行った．

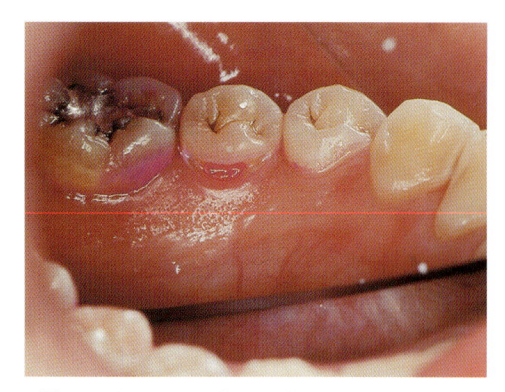

図8 エナメル質表面の艶がなく濃い白色を呈した脱灰帯2（ミラー使用）
う蝕検知液で染めた結果，う蝕は象牙質まで達していた．第一大臼歯は経過観察中である．

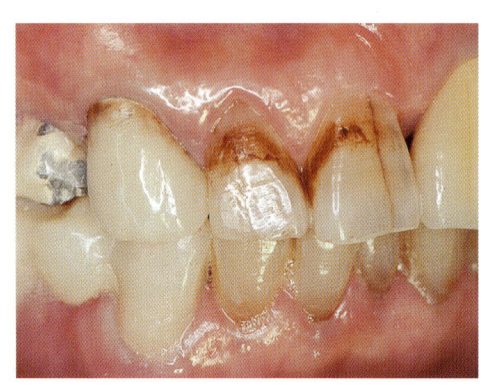

図9 慢性の歯頸部う蝕
患者（77歳）は着色（|1 2）を気にしていないので経過観察中である．|1 には亀裂も認められる．

白色あるいは明るい褐色に着色し，艶もある．

活動期にある場合，エナメル質表面は艶がなく濃い白色を呈し，みるからに脆弱で，象牙質までう蝕が進行していることも多い（図7，8）．さらに，進行すると欠損が生じ，黄色または褐色のう蝕象牙質が露出する．休止期にある象牙質う蝕は暗褐色または黒色を呈している（図9）．

2）くさび状欠損

欠損形態は，実際にはくさび状を呈するものは比較的少なく（約18％），むしろ皿状（約28％）あるいは椀状（約24％）のほうが多いことが報告されている[14]．また，非対称的な形態や，大臼歯などの複根歯では近遠心に分かれて存在している場合もある．犬歯や小臼歯の頬側歯頸部に高頻度に発症し，表面は滑沢で，露出象牙質表面には黄色や褐色の着色がみられることもある（図10，11）．一般的には，欠損部から歯髄にかけての象牙質は周囲の象牙質に比べ，石灰化度の高い透明象牙質がみられ，歯髄側には修復象牙質が形成されているが，知覚過敏症状を訴える頻度も高い．さらに，不潔になると露出した象牙質面はう蝕に侵されやすいので，注意を要する．

3）根面う蝕

根面う蝕が発症するには歯肉退縮が必要条件である．したがって，根面う蝕は歯周病に併発している頻度が高く，一般的には高齢者に多い疾患である．発症部位は多くの場合，歯頸線付近であり，歯頸線に沿って進行し，ときには歯を取り巻いて環状う蝕を形成する．抗う蝕性の違いでエナメル質を侵す頻度は少ないが，直下の象牙質が侵され

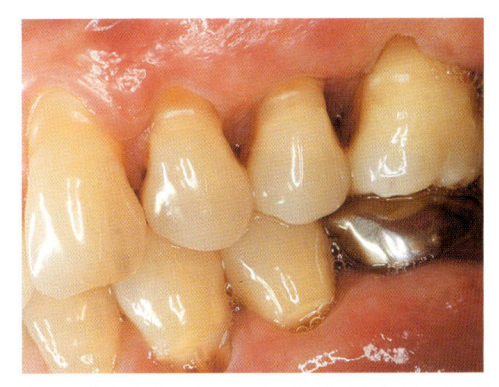

図 10　着色を伴わないくさび状欠損（ミラー使用）

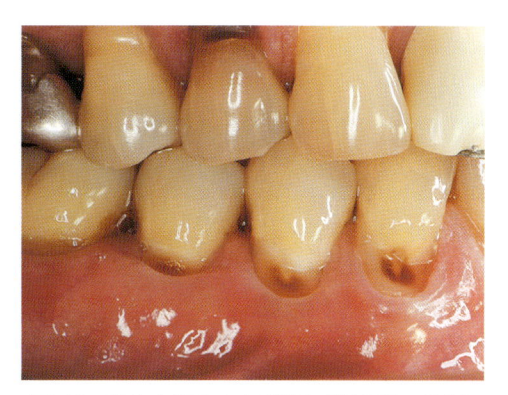

図 11　着色を伴うくさび状欠損（ミラー使用）
歯髄腔に近接する象牙質に着色が認められることが多い．図10も同一患者の症例であるが，欠損の深さは着色の有無と関連しているようである．

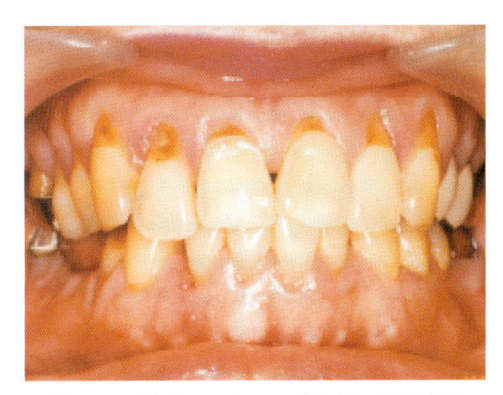

図 12　多数歯に発生した進行期の根面う蝕

表 2　根面う蝕の臨床的特性

1．原因，誘因
根面の露出
不潔な口腔衛生状態（プラークなどの堆積）
Abfraction
2．発症部位
歯頸線付近の根面
3．進行形式
歯頸線に沿った環状の進行
広範囲に浅在性
慢性の経過
4．疼痛は少ない
5．病巣の色調
褐色，暗褐色
6．併発疾患
歯周病

（小野瀬英雄：根面齲蝕のとらえ方とその処置，歯界展望，85(5)：1147～1158，医歯薬出版，1995.）

て遊離エナメル質となり，崩壊していることもある．さらに，う蝕の進行も歯冠部のう蝕と異なり，深達性となるよりも，むしろ浅在性で広範囲に広がる症例が多い（図12）．特に，高齢者の場合，歯髄腔も生理的に狭窄し，歯髄組織全体が退行変性に陥っている傾向にあるので，病巣が歯髄腔に接近しても，痛みを感じないため，患者も気がついていないことが多い．また，微小亀裂が存在することも多く，石灰化も進んでいるので，破折する危険性も高い．

　小野瀬[7]は根面う蝕の臨床的特性を表2のようにまとめている．さらに，根面う蝕の発症パターンを3型に分けている．

　Ｉ型：活動期にある歯周病に併発しているタイプ．病巣の色調は黒褐色を呈し，最も一般に認められるもの．

　II型：くさび状欠損に併発するタイプ．くさび状欠損には本来う蝕は認められない．しかし，知覚過敏を併発すると，その痛みのために口腔清掃がおろそかになり，う

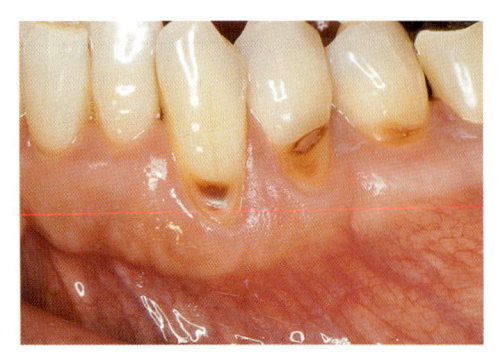

図13　くさび状欠損に併発する根面う蝕

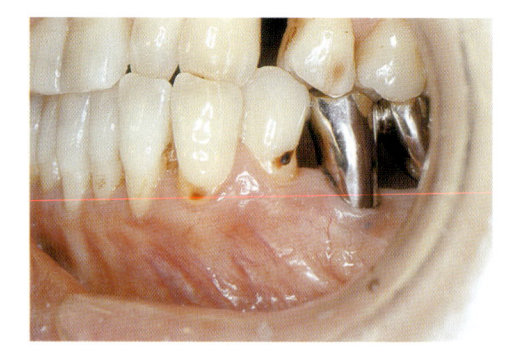

図14　歯周病治療後のメインテナンス期に発症した根面う蝕（ミラー使用）

表3　根面う蝕の発症と進行状態

予備期	初期（第1期）	進行期（第2期）	進行停止期（第3期）
1．歯肉退縮	1．初期根面う蝕	1．中等度または進行性の根面う蝕	1．進行性崩壊
2．歯垢蓄積	①着色	黄色または褐色のう窩	暗褐色または黒色のう窩
3．咬合異常	②白濁斑	［進行性う窩］	［進行の停止したう窩］
4．口腔乾燥	③ピンポイント状う蝕	2．再発性う蝕	2．処置歯根面
5．加齢		3．知覚過敏	3．環状う窩

（眞木吉信：これ一冊でわかる歯根面う蝕のすべて　21世紀のカリオロジー戦略，（眞木吉信監修），別冊　歯科衛生士，p.29，クインテッセンス出版，1999．を改変）

蝕が生じることがある（図13）．

Ⅲ型：歯周病治療後のメインテナンス期に発症するタイプ．特に歯肉縁と離れた歯頸線に近い部位に発症するものが多い．これは淡い褐色を呈するものが多い（図14）．

また，眞木[15]は，根面う蝕の発病と進行を表3に示すように4つのステージに分けている．

4．原因

う蝕は多因性疾患であるが，Keyesの3因子（歯質，細菌，食餌）が基本で，う蝕原性の高い細菌と宿主の感受性が重なり，そこに酸産生の基質となる食物が存在すれば，発生すると考えられている．さらに，Newbrunはこれに第4因子として時間の要素を提案している[1]．

1）歯頸部う蝕

歯肉縁と唇（頬）側の最大豊隆部との間は自浄作用が及びにくく，三大不潔域の1つとなっている．実際，同部位を上手にブラッシングするのは意外と難しく，適切な指導を要することが多い．さらに，歯頸部エナメル質にはエナメル叢，エナメル葉などの欠陥構造が多いので，元来う蝕が発生しやすい環境にある．唾液による防御作用が期待できない唾液分泌量の少ない患者，口呼吸の患者は特に注意が必要である．

2）くさび状欠損

1907年にMillerが歯ブラシと歯磨剤で抜去歯にくさび状欠損ができることを示して以来，歯ブラシと歯磨剤による摩耗をくさび状欠損の原因とする説は多くの支持を得てきている．日本でも三

浦[14]が，くさび状欠損の成因には歯牙の機械的摩擦が必要であるとし，特に歯磨剤粒子の粗さと硬さが大きな役割を演じていることを指摘した．

しかし，摩耗だけで説明できないような症例に遭遇する機会も少なくない．さらに，ブラッシングの習慣のない動物においても歯頸部の欠損が認められるといった反論があった．Lee ら[16]は咀嚼や咬合によって歯頸部に生じる引張り応力が，くさび状欠損の主たる誘因とした．すなわち，引張り応力によりエナメル質のアパタイト結晶間の結合が破壊され，その間隙に水分や各種イオンが入り込み，再配列が阻害される．さらに力が加わると破壊は進行し，欠損が生じるという考えを報告している（図15）．Brady ら[17]は歯頸部の欠損には角張った（くさび状）欠損形態と丸みのある（皿状，椀状）欠損形態があるとし，これらは欠損形成のメカニズムが異なると考えた．すなわち，くさび状の欠損には咬合による応力が関与しており，皿状や椀状の欠損には機械的な摩耗が関連しているものと推測した．Grippo[18]は，咬耗症，摩耗症および酸蝕症とは別の機序で生ずる歯の欠損，すなわち生体に負荷された力による歯牙硬組織の病的な欠損があるとし，これをアブフラクション（Abfraction）と名付けた．McCoy[19]は，Dental Compression Syndrome（DCS：病態として歯を咬みしめることを特徴とする症候群）という言葉を提唱した．DCSは過度に力が加わっているサインであるが，すべての患者に同一の症状が現れるのではなく，各人において最も弱い部分にその徴候が顕著に現れる．すなわち，骨が弱ければ，骨欠損が認められ，顎関節が弱ければ顎関節に問題が起こり，歯が弱ければ，歯頸部にくさび状欠損が生じるという考え方である（図16）．

大槻[20]は，くさび状欠損は機械的摩耗，酸蝕，咬合による応力の3つの因子が相互に関連しあって形成され，症例によって3つの因子の及ぼす割合が異なっていると考えるのが妥当であろうとしている．

3）歯根面う蝕

小野瀬[7]は，先の3因子に第4因子として歯根露出を加えることで，根面う蝕の発症を容易に説明ができるとしている．さらに，根面象牙質は，エナメル質より脱灰開始時の臨界pHが高く，う蝕

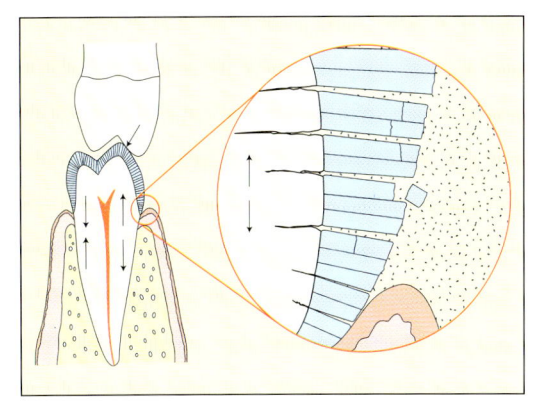

(Lee, W. C. and Eakle, W. S.：Possible role of tensile stress in the etiology of cervical erosive lesions of teeth, J. Prosthet. Dent., 52：375, 1984.)

図15 咬合によって生じた引張り応力により，歯頸部に欠損ができるメカニズム

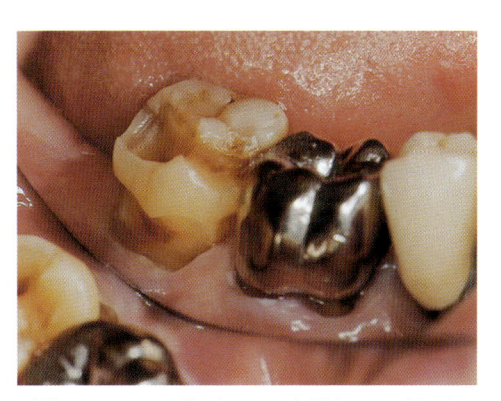

図16 DCSと推測される症例（ミラー使用）歯頸部だけでなく咬合面，近心隣接面にも著しい摩耗が認められる．

に対する抵抗性が弱いので，S. mutans 類-sucrose の組合せは必ずしも必要とせず，多様な組合せの罹患，進行システムの存在が示唆されている．

年齢が増すにつれて，歯肉退縮に伴う露出歯根が増加し，さらに高度に歯肉が退縮すると，歯間隣接面や頬側面の不潔域はいっそう拡大される．したがって，口腔衛生状態の不良な患者では根面う蝕が多発することになる．しかも，この場合の不潔域は根面の全周にわたり，う蝕も歯頸部を環状に広がる傾向を示す．福島ら[12]は，根面う蝕は高齢者特有の疾患ではなく，青壮年でも歯周疾患等による歯肉退縮に伴う歯根露出とともに根面う蝕の危険性は高くなることを指摘している．

唾液分泌量における加齢の影響に関しては諸説あるが，加齢とともに日常服用する薬の種類も増え，唾液の分泌量が減少する可能性は高い．また，口腔周囲の筋肉が弛緩し，唾液の流れが変化する．さらに，ブラッシングの状態も次第に不良となり，う蝕が発生しやすい状況となる．

5．好発部位

1）歯頸部う蝕

唾液には洗浄・希釈作用，緩衝作用（HCO_3^-），再石灰化，さらには抗菌作用（IgA，リゾチーム，ラクトフェリン等）があり，抗う蝕作用を発揮する．したがって，唾液の流れの悪い上顎前歯部の歯頸部，上顎第二大臼歯頬側ならびに下顎大臼歯部頬側はう蝕の好発部位となっている[1]．上顎第二大臼歯頬側の修復は難しいので，特に口腔清掃に関して親の手を離れた中学・高校生では同部位を見落とさないように注意し，早期に予防・管理することが望まれる．

2）くさび状欠損

犬歯から第一大臼歯近心にかけて高頻度に認められる．以前は利き腕の反対側に多く発症するとされていたが，利き腕は特別関係ないようである．上顎と下顎の間にも差が認められない．性差に関しては，男性が女性に比較して高い所有率を示している[8,9]．

3）根面う蝕

歯頸部う蝕と同様に，歯種別では上顎前歯ならびに下顎大臼歯に多く，その歯頸線付近の根面にう蝕が好発する[8]．また，隣接面歯頸部のほうが頬舌側面歯頸部より，う蝕の発生頻度が高いことも指摘されている．

6．リスクファクター

う蝕発症の原因となる因子やそれと関連した要因をリスクファクターと称する（う蝕を直接引き起こす原因とはならないが，う蝕発生に関連している要因をリスクインディケーターと呼ぶこともある）．一般的なう蝕のリスクファクターとリスクに関連する全身的・社会的因子を表4，5に示す．カリエスリスクとは，リスクファクターが一定という仮定の下で，ある期間内にう蝕が生じる危険率のことである．う蝕の進行スピードを表すう蝕活動性（Caries Activity）や抗う蝕性を表すう蝕感受性（Caries Susceptibility）との関連性も高い．表6はハイリスク患者に認められる口腔内所見である．

1）歯頸部う蝕

一般のう蝕と同様に，プラークの量，*mutans*

表4　う蝕のリスクファクター

- う蝕原性細菌の数
- 口腔衛生（清掃）状態
- 食（生活）習慣（飲食回数）
- 唾液の分泌量・緩衝能
- フッ化物の使用状況
- う蝕経験（DMFT）
- 経過観察中におけるう蝕の発生

表5　う蝕のリスクに関連する全身的・社会的因子

- 年齢
- 性別
- 全身的な健康状態
- 喫煙・飲酒
- 健康に関する関心度
- 職業
- 教育レベル
- 社会保障制度
- 医療制度

表6　カリエスリスクが高いと思われる患者にみられる口腔内所見

1. 活動性う蝕の存在
2. 多数の修復歯
3. 不良な口腔清掃（衛生）状態
4. 歯肉の発赤，腫脹，出血
5. 唾液分泌量の低下，減少
6. 口呼吸
7. 歯列不正
8. 矯正治療中
9. 義歯使用者
10. 形成不全歯

（田上順次：保存修復学21, p.23, 永末書店, 1998. を改変）

streptococci や *lactobacilli* の菌数レベル，唾液の緩衝能，唾液の分泌量，フッ化物の使用状況，食習慣，生活環境の変化，歯の成熟度（萌出後の年数），歯の欠陥構造，口呼吸，歯列不正などがあげられる．

2）くさび状欠損

ブラキシズム，咬合状態，ブラッシング法（横磨き，歯磨き圧，時間，回数，歯磨剤の量），研磨剤中の粒子の硬さ・大きさ，年齢，性別などがあげられる．

3）根面う蝕

硬組織疾患であるう蝕の発症メカニズムに加えて，歯周組織の病変である歯肉退縮発現の要因が加わっていることがリスクファクターの研究を困難にしている．欧米において根面う蝕のリスクファクターの研究は1970年代より行われているが，依然として不明な点が多い．例えば，歯肉退縮の発現がなければ，根面う蝕は発生しない．したがって，歯肉退縮と年齢は関連することから，根面う蝕は年齢とともに増加する．このことは数多くの論文によって確認されている．しかし，年齢に伴って露出歯根面が増加するという事実が単純に影響しているとは断定できない．また，歯肉退縮の程度もリスクの基準とならない．歯肉退縮歯数が多く，歯冠部のDMFTも多いとリスクが高いことが指摘されている[21]．

7．予防ならびにう蝕管理法

う蝕予防が成功するかどうかは，リスクファクターのコントロールの良否にかかっている．しかし，年齢，性別などのように，すべてのリスクファクターがコントロールできるわけではない．また，リスクファクターが存在しているからといって，必ずしもう蝕が発生するとは限らない．

杉原[21]は，う蝕予防は以下に述べる項目を科学的に診査することにより，各個人の最も適した予防プログラムを立案・実行することが重要であるとしている．

① それぞれの個人が現在どのようなリスクファクターを持っているか．

② それらの要因の中で，どの要因のリスクが高いか．

③ その中でコントロールができる要因は何か（患者が受け入れやすく，かつコントロールしやすい要因は何か）．

④ それらの要因をコントロールするためには，どういった保健行動あるいは予防処置が選択されるべきか．

しかし，リスクファクターを検討するうえで，科学的な診査とは具体的に何を指すのであろう

か．残念ながら未だ明確な解答はないようである．また，ある集団に対し有効な方法も，母集団が異なれば効果が発揮されないこともある．表7に実用的と思われるカリエスリスク判定とう蝕予防法を示す[22]．大切なことは，定期的なリコールにて診査，評価をくり返し，それらの結果を整理，蓄積，分析するという地道な努力のもと，患者と情報を共有し，モチベーションの維持や向上を図り，セルフケアをサポートすることである．

　1）歯頸部う蝕

　白濁斑や着色などの初期う蝕の場合，適切なブラッシング指導，規則正しい食生活や清涼飲料水を飲みすぎない等の食生活指導，フッ素塗布などにより，再石灰化や進行の抑制が期待できる．また，同じ方法で，う蝕の進行（Active Caries）を停止させる（inactive または arrested caries）ことも可能である．毎食後，キシリトールガム（粒状であれば大人2粒，小児1粒）を嚙むことによって，ある程度のう蝕予防効果が得られたとの報告がなされ[23]，わが国において最近注目されている．キシリトールの作用機序として以下のことが考えられている．

　① *Mutans streptococci* が酸を産生できない．
　② *Mutans streptococci* の数が減少する．
　③ 口腔内の細菌の分布が変わり，*mutans streptococci* の比率が低くなる．
　④ 唾液分泌促進により，再石灰化が促進される．

　2）くさび状欠損

　くさび状欠損に関する各種疫学調査がようやく

表7　カリエスリスク判定のガイドラインとその程度に応じた予防法

リスク判定	判定基準	予防法
低	過去3年間にう蝕の発生を認めない 良好な口腔衛生状態 良好な修復物・補綴物 定期的な受診	健康意識の向上・強化 フッ素配合歯磨剤の使用 年1回のリコール
中	過去3年間に1カ所のう蝕発生 歯根露出 比較的良好な口腔衛生状態 エナメル質の白濁 隣接面部のX線透過像 矯正治療 不規則な受診	指導・モチベーションの向上 食事指導・カウンセリング フッ素洗口 フッ素局所塗布 歯磨き指導 フッ素配合歯磨剤の使用 半年1回のリコール
高	過去3年間に2カ所以上のう蝕発生 根面う蝕の既往 多数の根面露出 *Mutans streptococci* レベルの上昇 不良な口腔衛生状態 砂糖の頻繁な摂取 不十分なフッ素使用 不十分な唾液流出量 不規則な受診	患者教育・指導 食事指導・カウンセリング フッ素洗口 フッ素局所塗布 歯磨き指導 フッ素配合歯磨剤の使用 *Mutans streptococci* レベルのモニタリング 3～6カ月1回のリコール

※3年間の経過観察期間を1年間に短縮することによって，小児と青少年にも適用可能
（Treating caries as an infectious disease, J. Amer. Dent. Assoc., 126：2 S～24 S, 1995. を改変）

始まろうとしている．データが不足しているので，体系化された予防あるいは進行阻止のための保健指導は未だ確立されていない．ブラッシング法(横磨き)，ブラッシング圧（高い），歯ブラシの毛先の硬さ(硬い)，歯磨剤中の研磨材粒子の粗さ，硬さ等が大きな役割を演じているという報告もあるが，相関は認められないとするものもある．

ブラッシング法に関する問診を行い，問題がありそうな場合，歯ブラシの持ち方，動かし方，歯磨剤の種類，一回の使用量等を変えて，経過を観察する．咬合が原因と思われる場合であっても，削除した歯質は二度と戻らないので，軽々しく咬合調整を行うことは慎むべきであり，まずは，経過観察を行う．明らかに外傷性咬合が認められる部位のみ，咬合調整を行うが，慎重に行わなければならないのはいうまでもない．

3）根面う蝕

眞木[24]は，根面う蝕の病因，それぞれの因子に対する対処法について，未だ実証されていない仮説や経験からくる予測の域を出ない理論が多いことを指摘している．

歯根が露出してくると，口腔清掃は複雑となり，従来のプラークコントロールでは対処できないので，今まで以上のきめ細かな患者教育が必要となってくる．患者が自分の口腔内の状態を把握し，予防やメインテナンスの重要性を認識・理解して，自己管理意識を高めるには，歯科医師や歯科衛生士の患者教育・指導能力を向上させ，患者との3人4脚でうまく走っていける関係を築くことが重要であろう．また，フッ化物の応用が成人および高齢者においても有効であるとの報告も認められるので，ホームケアとしてのフッ化物配合歯磨剤の使用やフッ素洗口と，プロフェッショナルケアとしての研磨清掃剤へのフッ化物の添加や局所塗布が推奨される．唾液分泌量の減少が認められる場合は，他科の医師とも相談し，改善を図る必要がある．

第3章 歯頸部う蝕，くさび状欠損ならびに根面う蝕の修復材料に関する基礎知識

　審美性が要求される歯頸部と根面の修復に使用される材料は，コンポジットレジン，グラスアイオノマーセメント，コンポマーである．選択にあたっては，各材料の特徴を理解し，各製品の開発のコンセプトを考慮したうえで，症例ごとに最優先される事項を満足できる材料を選択することになる．図17にこれら3種の材料のおおまかな材料学的性質と臨床的特性を示した[25]．この図からもわかるように，筆者のファーストチョイスはコンポジットレジンである（図18, 19）．しかし，一口にコンポジットレジンといっても多くの製品があり，各社のパンフレットには他社製品と比較し自社製品が優れているデータが掲載されているので，選択に迷うことになる．接着強さと辺縁封鎖性に優れ，バランスのとれたシステムを見抜く能力が求められるが，認可を受け販売されているので，経験，操作性，使用感覚，色調適合性等に基づいて選択してもよい．一方，1995年にアメリカ合衆国で開催された根面う蝕の臨床的対処に関するシンポジウム[26]では，根面う蝕の修復に適した材料としてグラスアイオノマーセメントを推奨している．いずれにしても，大切なことは，使用した材料や製品が良好な経過を示しているかどうかを定期的にチェックすることである．もし，問題が顕著であれば，他の製品または材料に変更する．

　材料の進歩，製品の開発のスピードは非常に速いが，新製品が必ずしも優れているとは限らない．使い慣れた材料で良好な臨床成績が得られるならば，新製品に変える必要はない．しかし，常に新しい知識の習得と技術の向上に努めておくことが

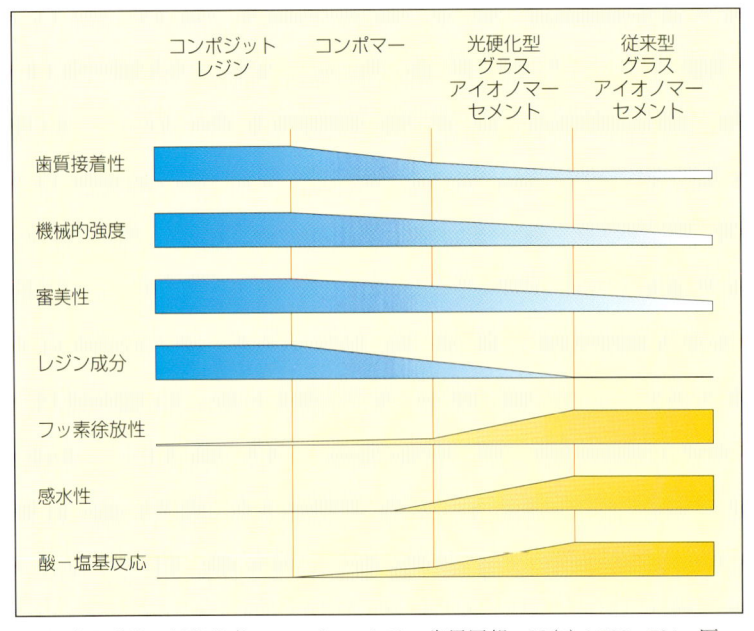

(冨士谷盛興，新谷英章：コンポマーとは，歯界展望，93(4)：788～794，医歯薬出版，1999．を改変)

図17　各種修復材料の特性

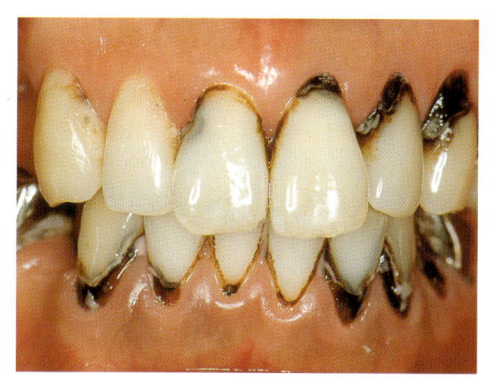

図 18 歯頸線に沿って環状に進行した根面う蝕 患者は精神科に入院していた．う蝕部は黒く着色しており，フッ化ジアミン銀（サホライド）の塗布が疑われる．

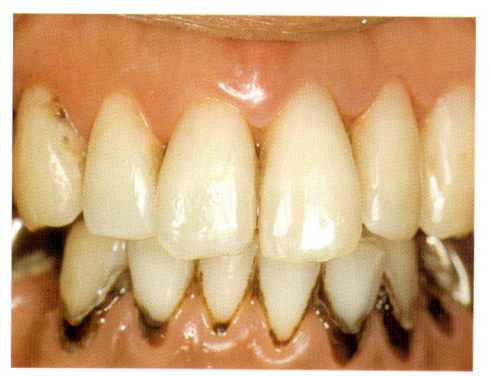

図 19 図18の症例の1ブロックを修復した直後 1|1：フォトボンド（Clearfil Photo Bond）とグラフトLC（Graft LC）を用いて修復．|2 3 4：フォトボンドとフォトブライト（Clearfil Photo Bright）を用いて修復．

肝要である．以下，各材料の特色を記す．

1．コンポジットレジン

1962年Bowenにより開発されたコンポジットレジンは，現在では単独で用いられることなく，必ず接着システムと併用して用いられる．この20年ほどの間に，コンポジットレジン修復システムほど開発，改良され進歩を遂げた歯科材料は他に例をみない．特に，歯質接着システムの開発と接着性能の向上は，保存修復のみならず歯科全般の治療体系に大きな変化をもたらした．

1）コンポジットレジンの分類

コンポジットレジンの分類は重合方式，フィラーの粒径，粘性（フィラー含有量），修復部位等によって以下のように分類される．光重合型のUltra-fineであれば，製品間に大きな差はないと考えるので，操作性や色調適合性などを優先し，選択すればよいと考える．

（1）重合方式

①化学重合型：現在も市販されているが，製品の数は少ない．重合時に発生する収縮応力が光重合型に比較すると小さいだけでなく，光が届かない部位でも硬化するという長所もある．筆者は2，3級窩洞の修復で使用することはあっても，歯頸部や根面の修復において用いることはない．

②化学・光重合（デュアルキュア）型：修復用としては市販されていない．

③光重合型：市販製品のほとんどは光重合型である．練和の不必要な光重合型では，粒径の小さなフィラーを多量に含有させることも可能となり，コンポジットレジンの多くの欠点が改善された．

（2）フィラー粒径

①Macro（従来型）　平均フィラー粒径 $10\,\mu m$ 以上

②Fine（Hybrid）　平均フィラー粒径 $3\sim5\,\mu m$

③Ultra-fine（Hybrid）　平均フィラー粒径 $3\,\mu m$ 以下

④MFR　平均フィラー粒径 $0.04\,\mu m$（有機複合フィラー）

現在市販されている製品のほとんどはUltra-fineに属している（図20）．MFRは面性状に優れるが，物性に問題があり，数種の製品しか市販されていない．しかし，力の加わる歯頸部では弾性率の低いMFRのほうがHybridより優れるとい

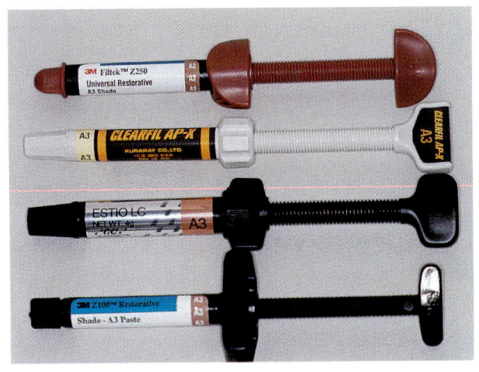

図 20 光重合型（ハイブリッド，前臼歯両用）コンポジットレジン

上から Z 250，クリアフィル (Clearfil) AP-X，エスティオ LC (Estio LC)，Z 100 を示す．

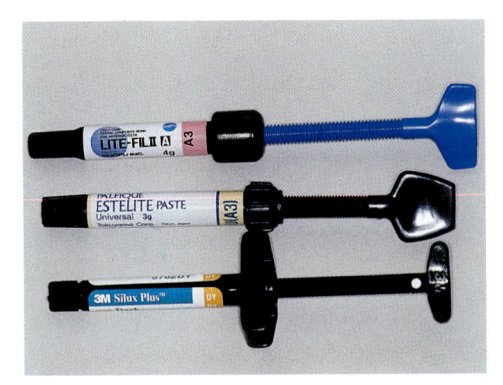

図 21 主に前歯部の修復に用いられるコンポジットレジン

上からライトフィルⅡA（Lite-Fil ⅡA：A は前歯用(anterior)），エステライト (Estelite：フィラーの平均粒径が 0.2 μm で SFR とも呼称)，Silux Plus (MFR) を示す．

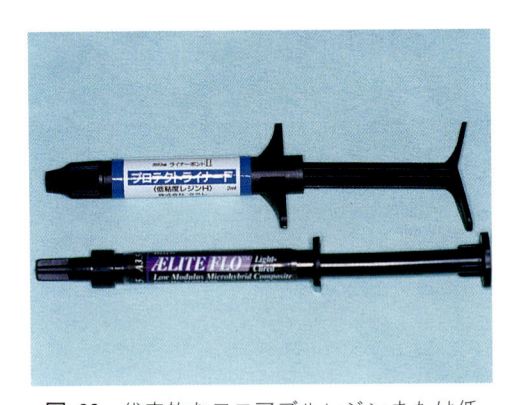

図 22 代表的なフロアブルレジンまたは低粘性レジン

上からプロテクトライナー-F (Protectliner-F)：F はフッ素フッ素徐放性，エリートフロ (Aeliteflo) を示す．

う報告もある．代表的なものに Silux Plus がある（図 21）．

(3) 粘性（フィラー含有量）

フィラー含有量を少なくして (30～60 W%) 流動性を良くしたコンポジットレジンを，フロアブルレジン (Flowable Resin) または低粘性レジン (Low Viscosity Resin) と称する（図 22）．流動性が良いために，窩壁とのなじみもよく，小さな欠損の修復に適している．くさび状欠損のように塡塞が難しい窩洞では，これをライニングンすると，コンポジットレジンが滑ったり，めくれたりしにくくなる．また，上に塡塞するコンポジットレジンの重合収縮応力を緩和し，接着強さや辺縁封鎖性の向上が期待できる．さらに，象牙質コーティングを行う際にも用いられる．しかし，口腔内に露出する場合，フィラー含有量が少ないため長期耐久性の点が懸念される．

(4) 修復部位

① 前歯部用：審美性が要求される部位なので，機械的強度よりも色調や研磨性が優先される．したがって，MFR や微粒子フィラーと有機複合フィラーが配合されていることが多い．

② 臼歯部用：機械的強度や耐摩耗性が要求される．フィラーを高密度に充塡したハイブリッドレジンが用いられている．

③ 前臼歯部両用：ユニバーサルタイプとも称され，現製品のほとんどがこれに属する．審美性と物性の両面が要求され，粒径の小さめのフィラーをバランスよく配合した Ultra-fine のハイブリッドレジンが相当する．

(5) マトリックスレジン

Bis-GMA 系レジンや UDMA 系レジンに大別できる．

2）コンポジットレジンの今後の課題と研究動向

(1) コンポジットレジンにおける最大の問題点は，重合硬化時に収縮することである．このため，接着界面に接着を破壊しようとする力が働き，ギャップの発生，辺縁漏洩の大きな原因となっている．収縮しないコンポジットレジンの開発が理想であるが，現時点では塡塞法や照射法によってこの問題の改善が図られている．

(2) コンポジットレジンにおいてもフッ素徐放性を付与する試みがなされている．しかし，フッ素放出量は非常に少なく，放出量が周囲の象牙質またはエナメル質を強化，保護するのに十分であるかどうかに関しては不明である．

(3) 多くのコンポジットレジンには Bis-GMA が用いられている．この前駆体であるビスフェノール A は内分泌撹乱物質（環境ホルモン）の 1 つである．現時点では，溶出したとしても極微量で，体中に蓄積されることなく，問題にならないと考えられているが，Bis-GMA に替わる材料の開発を含め，この点に関する研究は今後も必要である．

(4) コンポジットレジンに抗菌性を付与し，積極的にプラーク付着の抑制，二次う蝕の予防を図ろうとする研究も行われている．

2．接着システム

1）接着システムの開発の歴史と分類

この四半世紀に多くの研究がなされ，現在は第 6 世代といっていいような製品まで市販されるようになっている．

(1) 第 1 世代

1955 年に Buonocore により報告されていたエナメル質のリン酸処理法が，1970 年代の後半頃から再び注目されるようになり，フィラーを含有しない液状レジンと併用して歯質に接着させる方法が開発された．

(2) 第 2 世代

20 年以上前，世界に先駆けて象牙質にも接着する接着性モノマーが日本で開発され，当時，欧米では禁忌とされていた象牙質のリン酸処理もエナメル処理と同時に行うトータルエッチング法が総山[27]により提唱された．筆者はこれを用いて 15 年以上経過した症例を数十例有しているが，窩縁がエナメル質で構成されている 1，2，3 級の症例は現在も比較的良好な経過を示している．これに対し，窩縁がエナメル質と象牙質で構成されている歯頸部の修復物のほとんどは辺縁着色，二次う蝕，脱落などの原因で再修復されている．このような臨床的問題は象牙質に対する接着性が低かったことに起因している．その後，う蝕除去後の歯質はスミア層（削片等）で覆われているが，これを除去しないと良好な接着性が得られないと考えられるようになり，樹脂含浸層（脱灰された層にモノマーが浸透・硬化し，耐酸性を示す層．Nakabayashi ら[28]によって報告され，hybrid layer とも称される）の形成が高い接着強さを得るには必要であるという考えが定説となった．

(3) 第 3 世代

象牙質を接着に適した面に改質するプライマー処理という概念が新しく導入され，象牙質に対する接着性は著しく向上した．

(4) 第 4 世代

第 3 世代の接着システムでは，エナメル質と象牙質を別々に処理し，さらにプライミングを行った後，ボンディングレジンを塗布するといったように操作ステップが増え，臨床家には受け入れ難いものであった．以前から，日本と欧米では開発

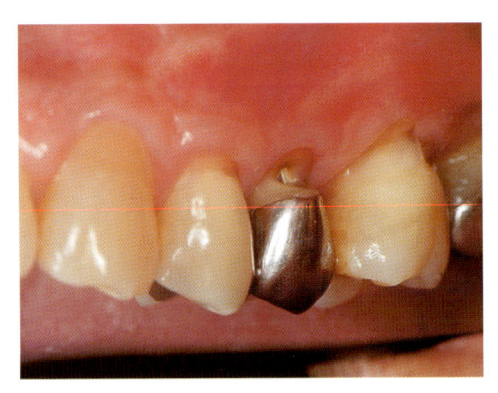

図23 6 5 4| くさび状欠損（ミラー使用）
5|は16年前に全部鋳造冠を装着している．5|部の欠損は16年の間に発症・進行し，歯髄腔（白いものはシーラー）まで達したものと思われる．

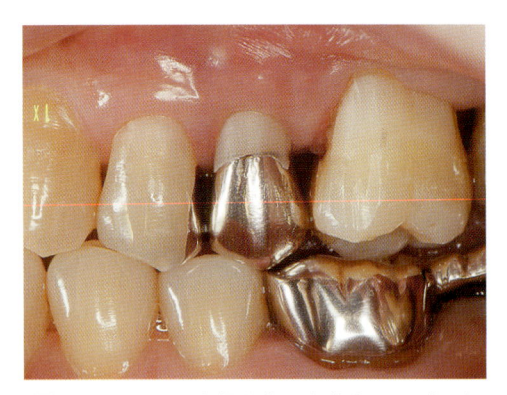

図24 くさび状欠損修復1年後（ミラー使用）
ライナーボンドⅡ（Clearfil Liner BondⅡ）とクリアフィル AP-X にて修復したが，1年後，5|の歯肉に根尖性歯周炎由来の小さな膿瘍を認める．

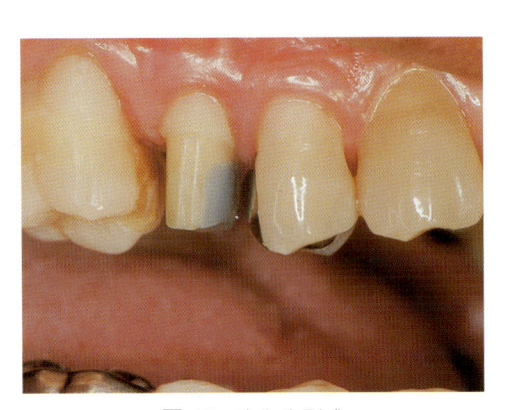

図25 支台歯形成
感染根管治療後，歯頸部のコンポジットレジン修復の接着適合状態が良好であったので，コンポジットレジンを除去せず支台歯形成した．マージンを歯肉縁から離れたコンポジットレジン上に設定することにより，多くの歯質が保存できた．

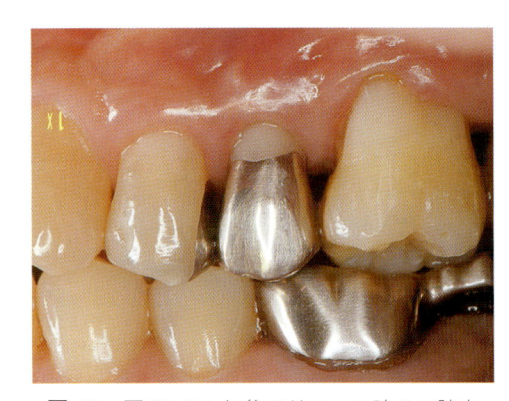

図26 図25の1年後のリコール時の口腔内（ミラー使用）
接着性レジンセメント（フジリュート）を用いて全部鋳造冠を装着した．良好に経過している．

のコンセプトが少し異なっていたが，ここに至って完全に分かれた．

日本では，脱灰しながら同時にモノマーを浸透させ，良好な樹脂含浸層を形成しようというコンセプトで，酸処理とプライマー処理を同時に行うセルフエッチングプライマーシステムの開発が行われ，象牙質に対する接着性は飛躍的に向上した（図23〜26）．水洗乾燥のステップがなくなり，チェアータイムも短縮された．また，物性の向上やフッ素徐放性を持たせる目的で，ボンディングレジンにはフィラーを含有させる等の工夫が施されている．しかし，処理液のpHが高いのでエナメル質に対する接着耐久性が懸念されている．

一方，欧米では，マレイン酸やクエン酸などの有機酸，低濃度のリン酸でエナメル質と象牙質を一括して処理するようになった．当初は，酸処理

後に水洗を行い，徹底的に乾燥するように指示されていたが，脱灰により露出したコラーゲン層がこの乾燥操作で収縮し，モノマーの浸透を阻害することが判明した．プライマーはこのコラーゲン層を膨潤する働きを担っており，脱灰された象牙質層に完全にモノマーが浸透しないと，良好な樹脂含浸層は形成されず，接着耐久性に問題があると考えられる．そこで，酸処理後，徹底的な乾燥は行わず，湿潤した状態で，脱灰露出したコラーゲン線維間のスペースを確保し，水分と置換させながらモノマーを深部まで浸透させようとするウェットボンドテクニックという処理法が考案された．しかし，適正な湿潤状態にするには，乾いた綿球などで余分な水分を吸い取る方法やエアーを1〜2秒ほど吹き付けて除去する方法が紹介されているが，実際にコントロールすることは難しく，テクニックセンシティブな面がある．また，臨床において，施術面は適正な状態でも，周囲がオーバーウェットになっていることが多く，その影響が懸念される．ちなみに，筆者は周囲を含めてバキュームを使って湿潤状態をある程度コントロールしている．

(5) 第5世代

欧米では，ウェットボンディング法の考案以来，それまで反対していたリン酸によるトータルエッチングを積極的に行うようになった．しかも，有機酸や低濃度のリン酸ではエナメル質への接着性に問題があったので，再び30〜40%のリン酸が処理剤として用いられるようになった．ただし，象牙質のオーバーエッチングを防ぐため，処理時間は10〜15秒に短縮されている．さらに，操作ステップを減らすため，プライマーとボンディングレジンの機能を混ぜて1液性にしたワンボトル（シングルボトル）アドヒーシブが採用されている（図27）．一方，セルフエッチングプライマーシステムでは，2液性だったセルフエッチングプライマーを1液性にした製品が登場し（図28），現在では，酸処理，プライミング，ボンディングを一括して行うシステム（第6世代とも称される）も市販されるようになった（図29）．

このように，臨床家にとっては望ましい面もあるが，操作性を重視するあまり，接着性が犠牲にされていないか，筆者は危惧の念を抱いている．

2) 歯頸部や根面う蝕の修復に用いる接着システム

個人的には，象牙質に対してはセルフエッチン

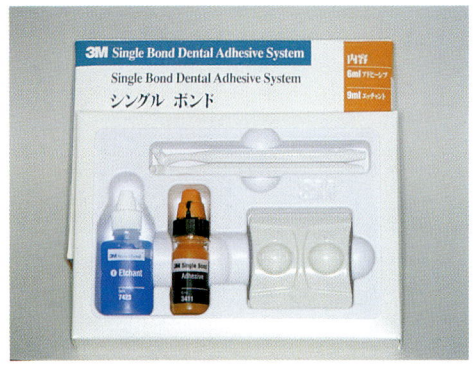

図27 代表的なワンボトル接着システムであるシングルボンド（Single Bond）

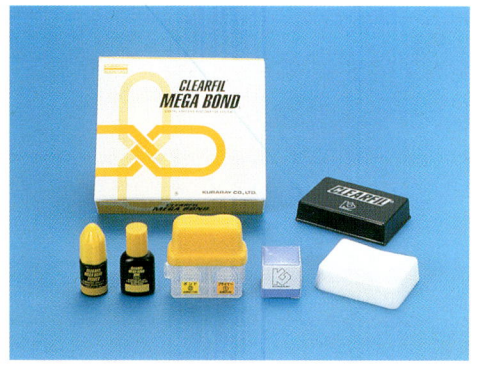

図28 代表的なセルフエッチングプライマー接着システムであるメガボンド（Clearfil Mega Bond）

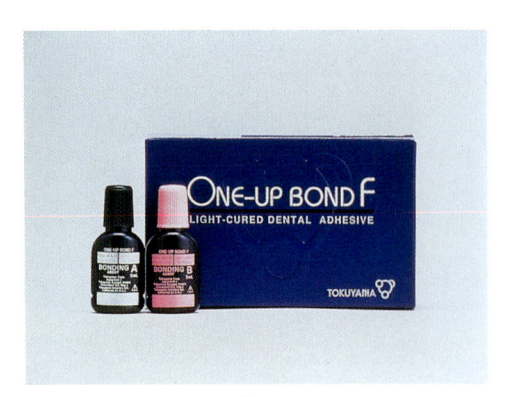

図29 ワンステップ接着システムであるワンナップボンド F（One-up Bond F）

グプライマーの方が接着に優れるが、エナメル質に対してはリン酸によるシステムのほうが優れているという見解である。したがって、窩縁がエナメル質で構成されているケース（1，2，3級窩洞）では主にリン酸によるトータルエッチングシステム（第2世代の接着システムのクリアフィルフォトボンドや第5世代のシングルボンド）を用い、象牙質面が接着の主体となるような症例（歯頸部や根面の修復）ではセルフエッチングプライマーシステムを用いることにしている。また、エナメル質壁のみをリン酸で数秒処理した後、セルフエッチングプライマーシステムで修復することもある。脱灰層にボンディングレジンが十分に浸透しないと、微小な隙間が残存する質の悪い樹脂含浸層が形成される。辺縁封鎖性が良好でも、このようなナノメーターサイズのスペースに水分が浸透し（ナノリーケージ）、接着の経時的な劣化が懸念されている[29]。どちらの接着システムが優れているか、最終的な答えは長期の臨床成績を待たなければならない。開発されてまだ数年しか経ていない現時点では、大差はないように思われる。

　3）接着システム使用時の留意点
　基礎的実験では、象牙質に対する接着は飛躍的に向上し、エナメル質に匹敵するほどの接着強さが得られるようになった。しかし、実際の臨床では、良好な接着が得にくい蝕除去後の象牙質（Caries-affected Dentin）や硬化象牙質（Sclerotic Dentin）[10,30,31]が対象となるだけでなく、接着システムの性能をフルに発揮させることが困難な場合が多い。以下、臨床での留意点、カンどころを記す。

（1）製品によって、処理法、処理時間、乾燥法、照射時間等が微妙に異なっている。まず、指示書をよく読み、それに従って操作することが大切である。

（2）処理面が血液や歯肉溝からの滲出液で汚染されると接着性が低下する。したがって、歯頸部や根面う蝕の修復に先立って歯周病の治療を優先させる。十分に水洗して、再度接着操作を行うと接着力はかなり回復するが、再形成して接着操作をやり直すほうが望ましい。

（3）処理面が唾液で汚染されても著しく接着性が低下するので、防湿を確実に行う。処理面を適度な湿潤状態にしなければならないウエットボンディング法においても、防湿は重要である。汚染された場合は、形成操作からやり直すのが最善であるが、十分に水洗して、再度接着操作を行うと接着力はほぼ回復する。

（4）ウエットボンディング法では、過度に濡れていると、ボンディングレジンの象牙質への浸透が阻害されるので、注意を要する。

（5）プライマーやボンディングレジンにアルコール、アセトンを含んでいるものは、これらが残留すると、重合が不十分となり、接着性の低下を招くので、エアーによる乾燥を十分に行う必要がある。また、アルコールやアセトンは揮発しやすいので、これらを含むものは使用直前に採取したほうがよい。

3．グラスアイオノマーセメント

英国の Wilson と Kent により開発されたグラスアイオノマーセメントは，以下に示すような長所を有し，ヨーロッパでは比較的よく用いられている．また，根面う蝕の修復に最適な材料と考えている臨床家も多いようである．

1）長所

(1) グラスアイオノマーは材料自体に接着性がある（コンポジットレジンやコンポマーには接着性はない）ので，操作ステップが少ない．

(2) フッ素徐放性による抗う蝕効果を有するのみならず，患部の脱灰象牙質の再石灰化を促進する．

(3) 生体親和性があり，歯髄への刺激性が少ない．

(4) 材料自体も親水性を示すので，歯質に密着しやすい．

(5) 熱膨張係数が歯質に近似している．

(6) 硬化時の収縮が少ないので，接着界面にひずみの発生が少ない．

(7) 弾性率が低いので，接着界面に作用する応力を緩和する．

特に，コンポジットレジンやコンポマーより，フッ素徐放性に優れていることが特徴である．一般的なフッ素の効果は以下のとおりである．

・フルオロアパタイトが形成され，耐酸性の高い歯質修復物界面が得られる．

・脱灰した歯面の再石灰化を促進する．

・フッ素イオンの存在下では S. mutans 菌の増殖が抑制される．

・高度にフッ素化された歯は表面エネルギーが低く，プラーク形成が抑制される．

グラスアイオノマーセメントからフッ素が放出されることは間違いない事実であるが，セメント自体からは歯質強化やう蝕抑制に必要と思われるフッ素は長期間放出されない．しかし，グラスアイオノマーセメントをフッ素の貯蔵庫として利用すれば，長期間徐放させることも可能となる．すなわち，グラスアイオノマーセメントからのフッ素放出は濃度勾配による拡散律則に基づいているので，フッ素塗布またはフッ素入り歯磨剤を使用し，周囲のほうのフッ素濃度を高くすれば，逆にフッ素を摂取できる（リチャージ）．実際，グラスアイオノマー修復に発生する二次う蝕の頻度がきわめて少ないことは数多く報告されている．

2）短所

日本では，合着材料としては確固たる地位を占めているが，修復材料としては，コンポジットレジンほど用いられていない．その理由として以下のことが考えられる．

(1) 修復時における問題点

① 操作時間が短く，成形が困難である（硬くなり始めての付形操作は禁忌）．

② 色調適合性に問題がある．

③ 練和操作（粉液の計量誤差など）にテクニックセンシティブである（稠度のばらつき，微小な気泡の混入）．

④ 感水性がある．

(2) 臨床成績における問題点

① 歯質接着性，表面粗さ・耐摩耗性・色調安定性・辺縁適合性等はコンポジットレジンに比較すると劣る（図30）．

② 硬化後の過度の乾燥（離水）によって微小亀裂，白濁が生じる．

グラスアイオノマーに特徴的な感水性と硬化後の白濁化について，さらに詳しく述べる．グラスアイオノマーセメントは酸－塩基反応により硬化する．すなわち，フルオロアルミノシリケートガラス粉末が水の存在下でポリアクリル酸と反応し，金属塩マトリックスを形成して硬化する．初

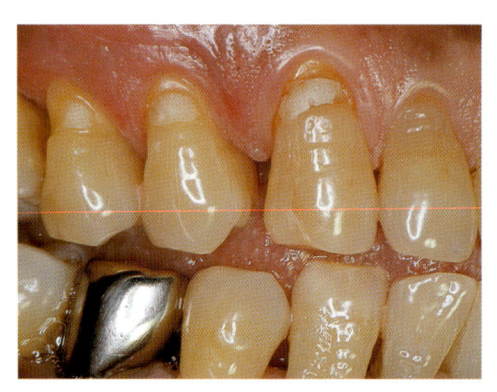

図30 くさび状欠損のグラスアイオノマーセメント修復
グラスアイオノマーセメント修復では脱落や辺縁着色が認められる症例は少ないが, 耐摩耗性, 色調適合性(白濁を含む), 面性状等に問題がある.

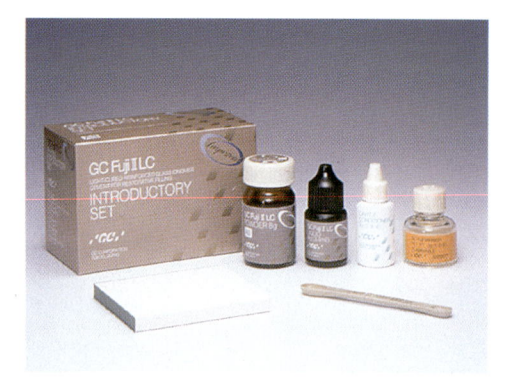

図31 代表的なレジン改良型(光硬化型)グラスアイオノマーセメントであるフジ(Fuji) II LC

期硬化直後のマトリックスは可溶性の状態にあり, この時期に水と接触するとマトリックスの形成が阻害され, 物性の低下ならびに白濁が生じる. この現象を感水という. 一方, 最終硬化体はゲル構造を有しているため, 逆に乾燥に弱く, 離水するとひび割れを生じ白濁する. このように, 同じ白濁でも原因は異なるが, 両者とも元に戻らない. 診査時や他の処置を施しているときの乾燥操作や口呼吸患者の修復では注意を要する.

従来のグラスアイオノマーの欠点を改善するため, レジンのテクノロジーを導入したレジン改良(強化)型グラスアイオノマーセメント(いわゆる光硬化型)が開発された(図31). この材料では, 従来の酸—塩基反応による硬化とレジン成分の重合反応が並行して起こる. 光照射によってレジンの重合のほうが早く終了するので, 吸水あるいは水分の喪失も防止される. しかし, 酸—塩基反応は進行しており, 感水が全く起きないわけではないので, 当日の研磨は避けたほうがよい. また, レジン改良型グラスアイオノマーセメントでは歯面処理が必須である. 処理剤として10～25%のポリアクリル酸が付属しているが, 筆者はコンポジットレジン用のセルフエッチングプライマーシステムを用いることが多い. ポリアクリル酸を用いた場合, 水洗後は弱圧エアーで乾燥する. 乾燥しすぎると, 接着力は低下する.

最近, あらかじめ酸反応性フッ素含有ガラスとポリアクリル酸を水の存在下で反応させ, この安定化したグラスアイオノマー相を修復材料(レジン)中に取り込んだワンペーストタイプの光重合型グラスアイオノマーセメント(リアクトマー)が開発された(図32). 従来のグラスアイオノマーセメントの欠点がほとんど解消され, 根面う蝕に適した材料として期待されている.

4. コンポマー

その名が示すように, コンポジットレジンとグラスアイオノマーセメントの両性質を併せ持つ材料であり, コンポジットレジンにグラスアイオノマーセメントのテクノロジーを導入し, 開発された(図33). 基本的にはコンポジットレジンであり(Polyacid-modified Composite Resin), 成分中に水が全く含まれていない点がグラスアイオノマーセメントと大きく異なる. ベースレジンにカルボ

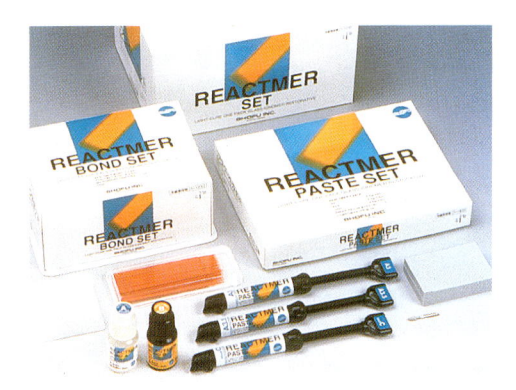

図 32 ワンペースト光重合型グラスアイオノマーセメントであるリアクトマー（Reactmer）

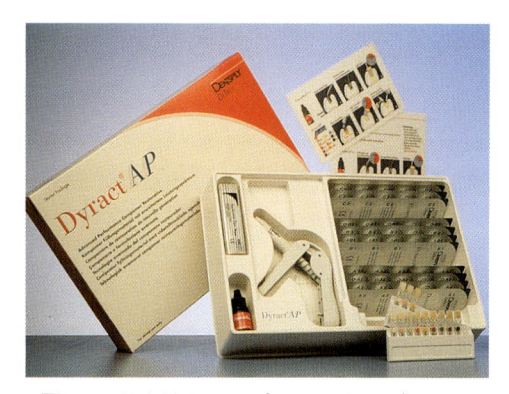

図 33 代表的なコンポマーであるダイラクト（Dyract）
空気中の水分を吸収して硬化しないように密封されている．

キシル基を有するモノマーが配合され，フィラーとしてフッ化アルミノシリケートガラスが含まれている．光照射によって一次的に重合硬化し，口腔内で吸水するとグラスアイオノマーセメントのような酸―塩基反応が二次的に起こる可能性がある．しかし，この吸水反応には長所と短所がある．

　長所はフッ素徐放が期待できることであるが，硬化体中への水の拡散が少ないため，徐放量が少ないだけでなく，ボンディング層がフッ素イオンの歯質への移行を阻害している可能性も示唆されている．短所は空気中の水分を吸収して硬化反応が生じるため，有効期間が短いことと変色する可能性があることである．接着操作はワンステップが採用されているが，2度塗りが必要で，チェアータイムの短縮とはならない．また，接着性能もコンポジットレジンシステムに比較すると劣っている．今後，さらに改良されていくであろうが，現状では発展段階の材料と思われる．

第4章　歯頸部う蝕，くさび状欠損ならびに根面う蝕の修復法

　これまで述べてきたように，う蝕または欠損が生じた原因を追求し，原因の除去とう蝕発生の過程に対する処置に重点を置くように心がけるべきである．原因がわからない場合にも，軽々しく対症療法に走らず，経過をみながら，個々の症例を検討し，診査・診断能力を高めていくことが大切であろう．また，修復する場合も，活動期にあるう蝕を休止期に移行させることを優先し，そのためのステップの1つとして修復をとらえるべきだと考える．さらに，接着性修復材料の進歩によって，予防拡大や保持形態などG. V. Blackの窩洞形成の概念は変わり，現在は健全歯質の削除を最小限に留めるようになっている．

　一方，患者にう蝕の原因，病状，各種処置法ならびにそれらの利点，欠点，予後について十分な説明を行い，患者の理解を得て処置を行うことも大切である．さらに，処置後のメインテナンスはう蝕治療の一部であり，その重要性を患者が認識できるよう努めなければならない．

1．総　論
1）歯頸部や根面の修復の困難性

　歯頸部や根面部では，他部位の修復に比較すると良好な臨床成績が得にくいことが多数報告されている．この原因として以下のようなことが考えられる．

- 歯冠に限局した5級窩洞を除き，接着に不利な象牙質，しかもう蝕の影響を受けた象牙質または硬化象牙質が窩洞の主体をなしている．
- 歯肉に近接しているため歯肉溝からの滲出液で汚染されやすい．また，唾液にも汚染されやすい．
- 操作中に歯肉からの出血を誘発する可能性が高い．
- う蝕が歯肉縁下に及んでいる場合や隣接面歯頸部に存在する場合では，う蝕を取り残しやすい．
- 環状う蝕の修復は，直接充填処置の中で技術的に最も困難である．
- 歯頸部にくびれが認められる．
- 隣接面の根面は若干陥凹していることが多い．
- 歯頸部や歯根部は不潔域に含まれる（ブラッシングが難しい）．
- 窩縁はエナメル質より脱灰時の臨界pHの高い象牙質で構成されており，二次う蝕や新たなう蝕が発生しやすい．

　このように，歯頸部を取り囲む修復はきわめて厳しい条件下で処置が行われるため，修復物の予後は修復材料の選択の適否よりも術者の修復技術に依存するところが大きい（テクニックセンシティブ）と思われる．したがって，予防ならびに術後のメインテナンスがより重要となってくる．

2）歯頸部や根面の修復操作における基本的手技

　ささいなことでも積み重なった結果，良好な臨床成績が得られないこともあるので，一つひとつ確実に行っていくことが大切である．これは別に難しいことでなく，習慣となれば意識しなくても，正しい操作が行えるようになる．また，歯科の臨床は車の運転に似ている．適度な緊張のもと終始注意を怠っては（手を抜いては）いけないが，常時100％集中していては，疲れて長時間運転（仕事）ができないし，かえって事故の元になる可能性もあるのではなかろうか．対向車や歩行者のいない直線道路のような安全な場所では少しリラックスし，狭い道での離合や見通しの悪い交差点では減速して注意力を高める必要がある．このよう

に，一連の治療の中でどこがポイントかを把握し，めりはりをつけて治療することを勧めたい．また，理論的かつ柔軟な発想のもと，操作法を工夫したり，処置法のオプションを増やし，少しでも質の高い治療を行おうとする姿勢が重要である．以下，注意すべき点を記す．

歯頸部や歯根部の修復操作がうまくいくかどうかは，基本的に歯肉の炎症のコントロールが大きな鍵を握っている．

(1) 窩洞形成時

① 歯肉縁のう蝕を除去する際には，歯肉を損傷しないようにラウンド・バーのサイズ，回転方向，回転数，フィンガーレストの位置を考える．クランプ（アイボリー#212 SA）による歯肉圧排は，クランプの爪が器具操作の邪魔になることがあるので，筆者はほとんど行っていない．また，くさび状欠損の場合，頬側と舌側の歯肉レベルが大きく異なるので，調整が必要である．

② 歯肉縁下まで及んだう蝕を確実に除去するためには，歯肉圧排，歯肉切除が必要である．奈良[32]サービカルフェンス法の有効性を報告している（図34〜36）．歯肉切除では，できるだけ出血させないように心掛けるだけでなく，過剰とならないように注意する．

③ 歯髄腔に近接したう蝕の除去は慎重に行い，偶発的な露髄を避ける．高齢者の場合，暫間的間接覆髄法（Indirect Pulp Capping：IPC），病巣無菌化再生療法（Lesion Sterilization and Tissue Repair：LSTR いわゆる3-Mix法）の治療効果はあまり期待できない．3-Mix法とは，α-TCPセメントに3種の抗生剤（メトロニタゾール，シプロフロキサシン，セファクロルを3：1：1で混合）

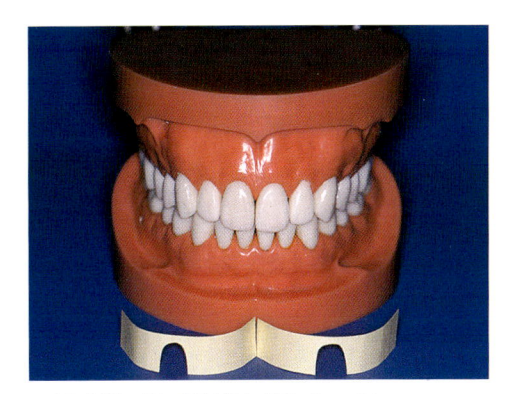

(奈良陽一郎：齲蝕検知液とサービカルフェンスを活用したコンポジットレジン修復―歯肉縁下に及ぶ歯頸部齲蝕に対して―，歯界展望，92(5)：1012〜1018，医歯薬出版，1998．説明文は改変)

図 34 サービカルフェンス法
市販のマトリックステープを3cm程度に切り取り，中央部に馬蹄形の切込みを加える．テープの反り返りを歯冠部の近遠心的豊隆に合わせ，患歯の幅も考慮しながら調整することが大切である．

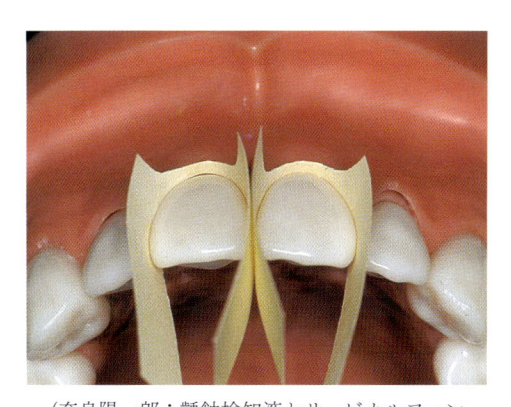

(奈良陽一郎：齲蝕検知液とサービカルフェンスを活用したコンポジットレジン修復―歯肉縁下に及ぶ歯頸部齲蝕に対して―，歯界展望，92(5)：1012〜1018，医歯薬出版，1998．説明文は改変)

図 35 サービカルフェンス法
舌側のテープ遊離端をやや歯頂側に傾斜させ，歯肉を挟み込まないようテープの歯肉側辺縁を歯面に沿わせながらポケット内に挿入し，絞め込むとテープは容易に患歯歯頸部に密接する．この際，テープ辺縁を必要以上に強く圧したり，引く操作は出血の原因となるので注意する．

を添加してう窩に貼薬し，う蝕歯質を無菌化，再生を図る治療法である[6]．

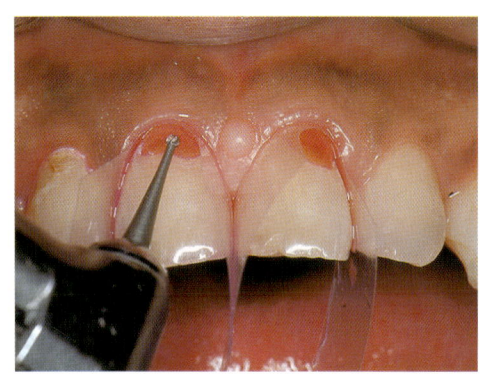

(2) 填塞前準備

① う窩および欠損が歯肉縁下に及んでいる場合，そのまま修復するとアンダーフィリング（填塞不足）になりやすい．歯肉側の適合性，封鎖性を向上させるためには，歯肉圧排，歯肉切除，マトリックスによる圧接が必要である．しかし，これらの操作によりかえって歯肉を損傷し，出血を誘発する恐れがあるので注意する．

・電気メスを用いた場合は，炭化した小さな歯肉切除片は丁寧に除去する（図37，38）．

・ポリエステル製のストリップスを用いる場合，歯肉の形態に合わせてハサミ等で調整しなければならないことがある．

・隣接面の圧接にはウェッジが有効である．しかし，歯肉が退縮していると効果を発揮できないことがある．

・隣接面は歯頸部付近で大きくくびれているだけでなく，歯根部は若干陥凹していることが多いので，マトリックスを用いて適切に加圧することは非常に難しい（図39〜42）．マトリックスの適合

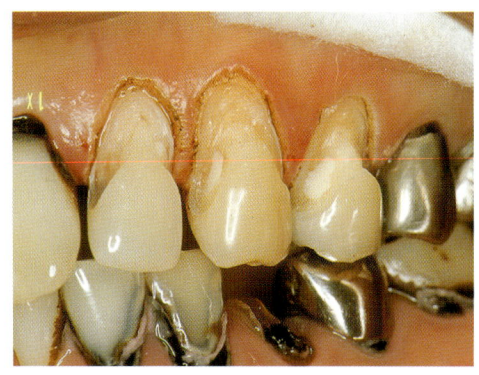

（奈良陽一郎：齲蝕検知液とサービカルフェンスを活用したコンポジットレジン修復—歯肉縁下に及ぶ歯頸部齲蝕に対して—，歯界展望，92(5)：1012〜1018，医歯薬出版，1998．説明文は改変）

図36　サービカルフェンス法
適切な角度と締め込み状態のサービカルフェンスによって歯肉縁下う蝕の直視直達が容易になるばかりでなく，ラウンド・バーによる（010程度大きさの低速切削）歯肉の損傷を防ぐ利点がある．

図37　歯肉切除
電気メスを用いて歯肉切除を行い，炭化した小さな歯肉切除片を丁寧に除去した．歯頸部のう蝕は深部に進行していないが（術前の図18参照），歯冠部は歯髄近傍まで達し，間接覆髄（ライフとライニングセメント）を行っている．

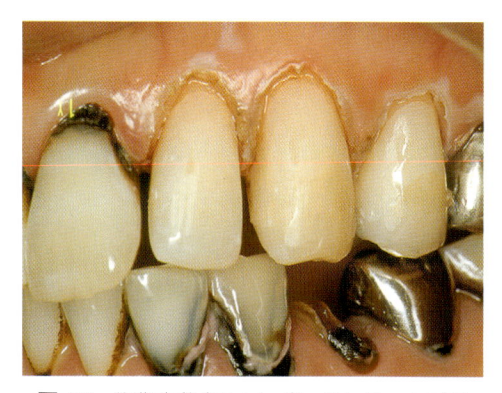

図38　修復直後（フォトボンドとフォトブライトを使用）
歯肉には，ボンディング材による粘膜の白化が認められる．

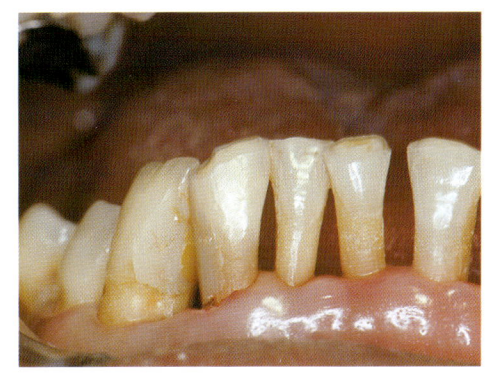

図39 歯頸部と根面の修復におけるマトリックス使用例（塡塞・形態修正の難しさ）
歯頸部う蝕というより3級窩洞の修復であるが，マトリックスを使用して塡塞した（2|）．仕上げ研磨時に唇側からみた塡塞状態を示す．歯頸部にくびれがない．歯周病により歯肉退縮がみられるが，歯肉の状態は初診時より改善されている．

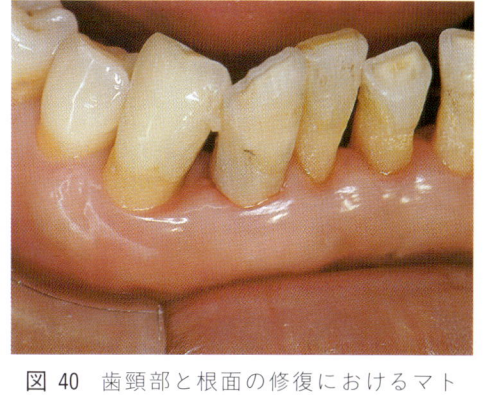

図40 歯頸部と根面の修復におけるマトリックス使用例（塡塞・形態修正の難しさ）
斜め上方からみた塡塞状態を示す．

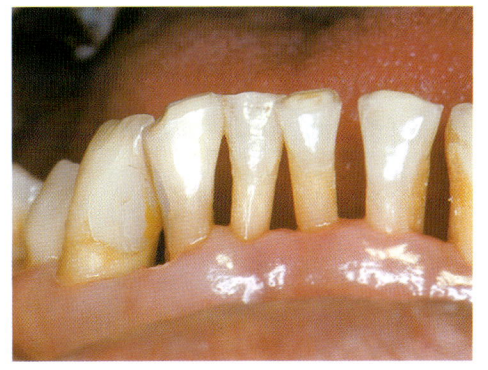

図41 歯頸部と根面の修復におけるマトリックス使用例（塡塞・形態修正の難しさ）
仕上げ・研磨後の唇側からみた状態を示す．くびれが回復している．

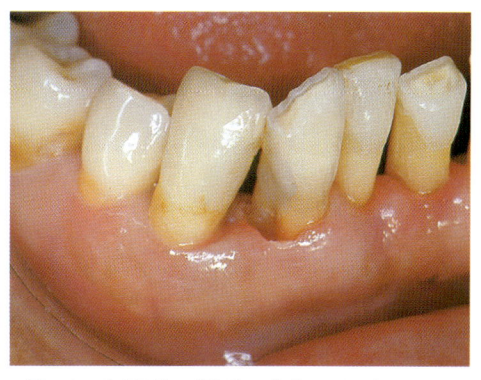

図42 歯頸部と根面の修復におけるマトリックス使用例（塡塞・形態修正の難しさ）
仕上げ・研磨後の斜め上方からみた状態を示す．隣接面中央部に凹みがみられる．このような状態に戻すには長時間を要し，苦労が伴う．

がよくない場合や圧接操作が難しい場合は，むしろマトリックスを用いないほうがよい．

②複雑な窩洞，特に隣接面部の塡塞は難しく，窩洞隅角部に気泡の封入や塡塞の不足を招きやすいので，歯面処理を行う前に塡塞操作を試行し，必要な場合は便宜拡大を加える．CR-シリンジ（図43）が有効であるが，稠度の高い光重合型のコンポジットレジンでは使用不可能なこともあり，事前に試してみる．光硬化型グラスアイオノマーセメントを塡塞する際は，隣接面に限らずCR-シリンジは有用である．

③歯頸部の修復では，ラバーダム防湿すること

によって，むしろ歯肉縁の防湿が図れないことが多い．

(3) 修復操作中

①唾液による汚染は接着性を著しく低下させるので確実に防湿する．

②歯肉側の填塞，付形時に歯肉からの出血がないように注意する．

③マトリックスを圧接する際，歯肉側へ多量に溢出しないように注意する．積層法を用いて，歯肉側を先に填塞するのも一法であろう．

④光重合(硬化)型は操作時間に余裕があるが，良好な接着を得るには，できるだけ手早く操作することが肝要である．

⑤ボンディング材の塗布は付属のスポンジやブラシで塗布するようになっているが，光重合型のボンディング材はやや粘性が高いので，微小な気泡を封入することがある．筆者は歯頸部や根面の修復の場合，探針を使って塗布している．

⑥プライマーやボンディング材の中には，一過性に歯肉を刺激するものもあるので注意を要する（図38参照）．

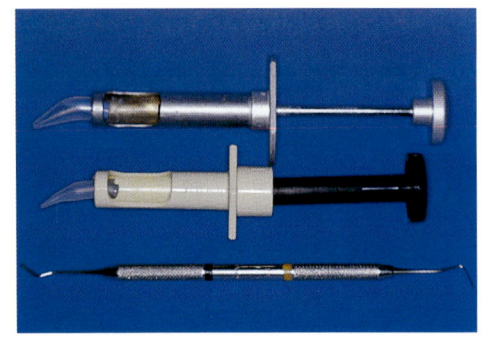

図 43 CR-シリンジとレジン充填器
上からYSコンポジットシリンジ（多量のコンポジットやセメント類を填塞する際に使用），CRシリンジマークⅡ（小，中窩洞の填塞に有用），Hu-Friedy CVIPC（本来は技工用器具であるが，薄手の金属製ヘラ型充填器として使用）を示す．

(4) 形態修正，研磨時

①光重合型あるいは硬化型の修復材料の場合，光照射直後は接着界面にひずみが残留しており，仕上げ・研磨操作で接着が破壊される危険性がある．したがって，当日は大きく溢出した修復材料は除去するが，研磨は原則として行わない．

〈次回来院日に研磨する利点〉

・修復処置の術後経過，特に患者の感想を知ることができる（図44，45）．

・良好な辺縁封鎖性が得られる．

・溢出したレジンの鑑別（診査）が容易である（最近のレジンは色調適合性や滑沢性に優れ，修復直後は溢出したレジンの診査に苦労することが多い）．

・前回発見できなかった欠陥をみつけることができる．

〈欠点〉

・患者の来院回数が増える．

・窩洞の外形を忘れていることがある．

②歯肉側に溢出した修復材料の除去，適切なカントゥアー（豊隆）の付与に際しては，歯肉を大きく損傷しないように注意する．歯頸部のくびれは無理して再現する必要はないと考える．探針で適合状態を確認するとともに根の形態も確認して，フェザータッチで1カ所に止まることなく歯面に沿わせるようにスムーズにバーを動かすようにする．

③歯肉の損傷を恐れて，アンダーフィリング（ステップ），アンダーカントゥアーにならないように注意する．

材料の特性を維持したまま，操作ステップを少なくしたり，チェアータイムを短くした製品が望ましいが，処置を含めて安易な方向に流されすぎないようにする必要がある．う蝕除去の確認，窩縁の整理，ベベルの付与，試適や試行などは時間

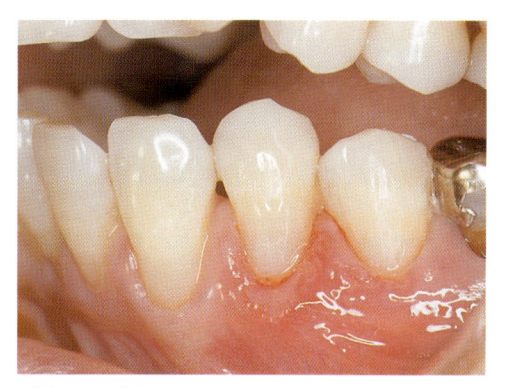

図44 接着システムに含まれる成分（HEMA等）による一過性の歯肉刺激
 ３４５のくさび状欠損をコンポジットレジン修復（ライナーボンドⅡとAP-X）．研磨時，４５の歯肉に炎症が認められる．セルフエッチングプライマーの影響とも考えられるが，３に同様な所見が認められないので，修復直後に溢出したコンポジットを除去した際に歯肉を損傷した可能性も否定できない．

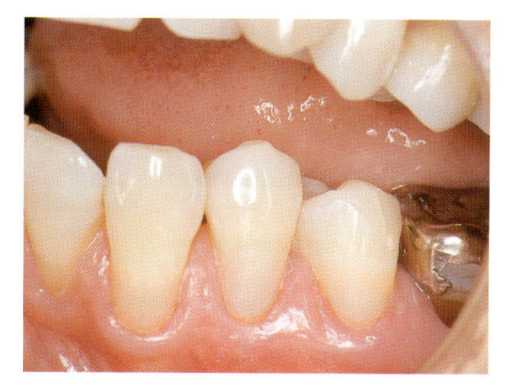

図45 一過性の歯肉刺激
 ２週間後の歯肉が改善された状態を示す．

を要さない．また，数秒でコンポジットレジンが硬化する高出力照射器も注目されているが，辺縁封鎖性，物性の低下が懸念される．ほんの数十秒あるいは数分で予後が変わるものであれば，積極的に行うべきである．長い目でみれば，患者の信頼を獲得するだけでなく，チェアータイムの短縮につながるものと確信する．アシスタントと協力して流れるような操作を行えば，この時間の多くは取り戻せるであろう．以下，処置がスムーズに行えるように，アシスタントサイドで注意すべき点をあげる．

・使用期限，保管条件・方法は指示書を遵守する．
・ボトルから液を滴下する際には，出口が真下を向くよう垂直に把持する（リアクトマーのボンドAは例外）．また，液を滴下する前に練板紙やディッシュに着くと液量が微妙に変化するので，ある程度離して操作する．粘性の高い液の場合は出口付近を何時も清拭しておく．
・照射チップの先端の清掃，照射器の光強度のチェックを常に怠らない．
・器具に古い材料が付着していると，修復材料が器具に付着しやすい．器具は使った後，直ちに清拭する．
・練和操作が必要なグラスアイオノマーセメントの粘稠度は粉液比に大きく左右されるので，標準的な稠度を会得しておく．

2．各 論
1）歯頸部う蝕
（1）窩洞形成
　まず，う蝕象牙質の除去を容易に行うため，欠損部周囲のエナメル質（フリーエナメル）を球形のダイヤモンドポイント等で若干削除する．その後，う蝕検知液等を用いてう蝕象牙質の除去を行う．急性う蝕において，検知液は特に有効である．う蝕が歯肉縁下の深部に及んでいる場合，確実に除去するため電気メス等で歯肉切除を行う．う蝕象牙質の除去後，ベベルを付与しながら窩縁を整理し，窩洞を完成する．ベベルは辺縁封鎖性の向上ならびにホワイトマージン（レジンの重合収縮によって窩縁付近のエナメル質に亀裂が発生すると，マージンが白っぽくみえるので，このように称す）の予防につながる．また，形成中にもエナ

メル質に微小亀裂が発生する危険性もあり，超微粒子ダイヤモンドの使用が推奨されている．ベベルの形態はラウンド，シャンファー，フレア，ストレートいずれでもよいが，筆者は球形のバーを使用することが多い（図46, 47）．う窩に隣接するエナメル質に限局した白濁部をどこまで追求するか，判断に迷うところである．追求した結果，歯肉を傷つけたり，窩洞が複雑になって修復操作が難しくなることも多い．いかに華麗な窩洞を形成しても，充塡が上手にできなければ，良好な予後は望めない．修復操作の難易性，再石灰化の可能性，術後のメインテナンスの重要性などを患者に説明し，確実に充塡できる範囲に止めたほうが無難であろう（図48〜50）．その後，定期的にリコールし，問題があれば，その原因の除去を図るとともに，修正，追加補修を行っていけばよいのではないかと考える．また，う窩（窩洞）が2面または3面にまたがり，塡塞が難しいケースは，一挙に操作を行わず，数回に分けて修復するのも一法であろう．いずれにしても，患者によく説明し，患者の理解，協力のもとに処置を行うよう心掛けなければならない．

（2）前準備

マージンが歯肉縁あるいは，わずかに縁下にある場合，圧排コードを用いて歯肉圧排を行う．サービカルマトリックスを用いる場合，まず窩洞の大きさに合うものを選択する．弾性のあるポリエステル製の透明なサービカルマトリックスを窩洞に適合させるには，若干加圧しなければならないが，滑りやすいので注意する．保持器具としては付属のものより，滑りやすいものを把持しやすいダイヤモンドピンセットが適している（図51〜53）．

（3）接着操作ならびに充塡

修復材料を塡塞，付形する際，材料が充塡器に粘着して操作がスムーズに行えないことがある．充塡器の先をボンディング材で軽く濡らすと，ある程度器具離れがよくなる．しかし，濡らしすぎると，かえって操作しづらくなるので注意する．筆者は技工用の器具（Hu-Friedy CVIPC：図43）を薄手の金属製ヘラ型充塡器として使用している．

サービカルマトリックスを用いる場合，位置がずれないように注意する．また，修復材料が歯肉側に溢出しないよう，まず歯肉側を適合させ，そこを中心に回転させながら加圧し，全体に適合さ

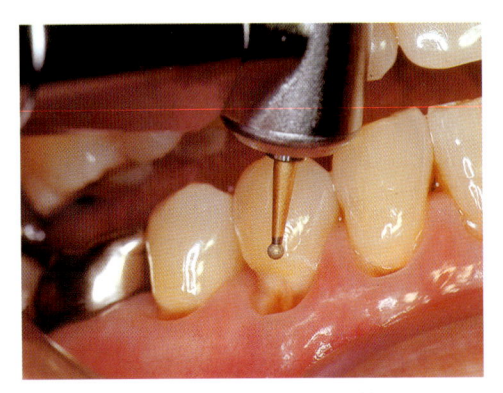

図46 エナメルベベルの付与
球形の超微粒子ダイヤモンドバーで付与（D 40 ff を使用）しているが，球形が小さいとバーが滑りやすいので注意が必要である．直径1.4mm前後が適している．

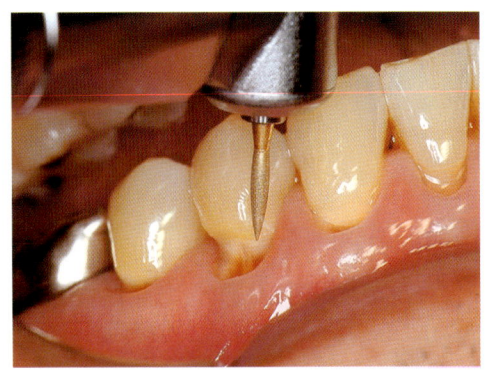

図47 エナメルベベルの付与
隅角部から隣接面では隣接歯や歯肉を傷つけないように注意が必要である．フレア（B 16 ff を使用）やシャンファー形態がベベルを付与しやすい場合もある．

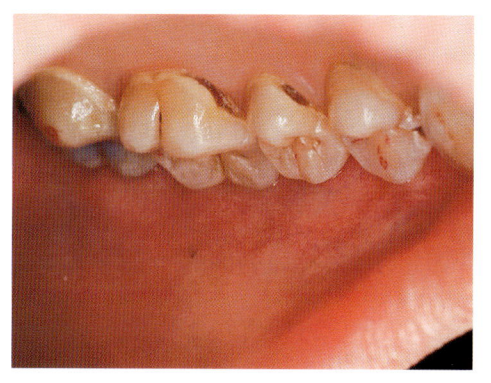

図 48 窩洞外形の設定(白濁部をどこまで追求するか)
6 5｜口蓋側近心隅角部に暗褐色に着色した小さな欠損と，中央部から遠心にかけて歯頸部に帯状の白濁斑が認められる（ミラー使用）．

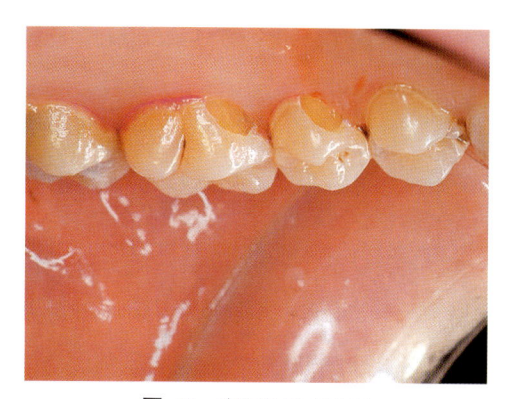

図 49 窩洞外形の設定
窩洞形成終了時を示す．白濁斑は極力保存している．6｜白濁斑に一致したプラーク付着がう蝕検知液にて赤染される（ミラー使用）．

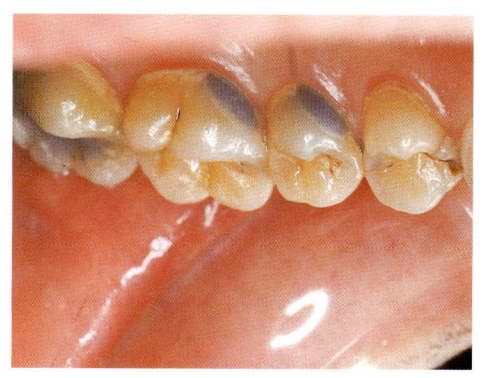

図 50 窩洞外形の設定
光硬化型グラスアイオノマーセメント（フジタイプⅡ LC，青）による修復例で，審美性が要求されないので診査等が容易な青色を使用している（ミラー使用）．

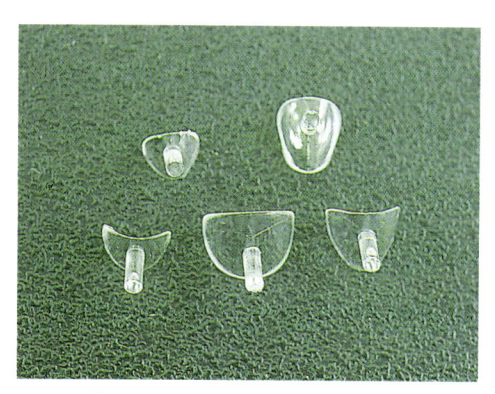

図 51 サービカルマトリックス
サービカルマトリックスには種々な形態，大きさがある．

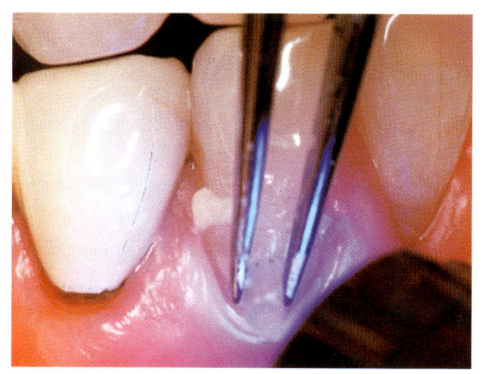

図 52 サービカルマトリックスの圧接
マトリックスを圧接し，光照射する．光を照射する前に，溢出した修復材料を除去できれば，後の調整が短時間で済む．その際，マトリックスがずれないように注意する．

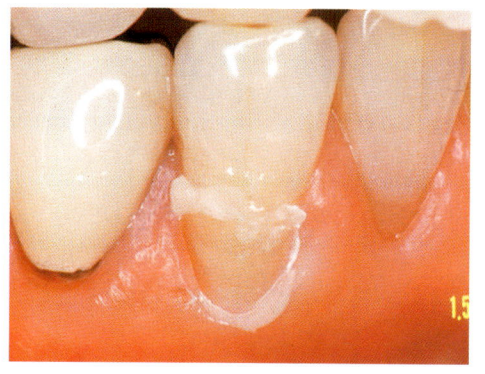

図 53 サービカルマトリックスの除去後
よく適合したマトリックスを使用すると形態修正が短時間で済む．

せる．できれば，光を照射する前に溢出した材料を探針等で除去しておく．

(4) 形態修正ならびに研磨

超微粒子のダイヤモンドポイント（B 18 ff など）で形態を整えながら溢出したレジンを除去する．厳密に等高平坦を目指して歯質を削除するより，若干溢出したラップジョイントのほうが辺縁封鎖性の点からみてもよいと思われる（図54, 55）．最終的には，シリコンポイント等のポイント類あるいはソフレックス等の研磨用ディスクで艶出しを行う（図56）．リコール時にステップに起因する辺縁着色などの問題が生じれば，修正，再研磨すればよい．

2) くさび状欠損

Bayderら[33]が米国で行ったアンケート調査結果によれば，う蝕を有する場合はほとんどの歯科医が治療すべきであると回答したのに対し，単なる欠損症例に対しては修復を行うとしたのは半数

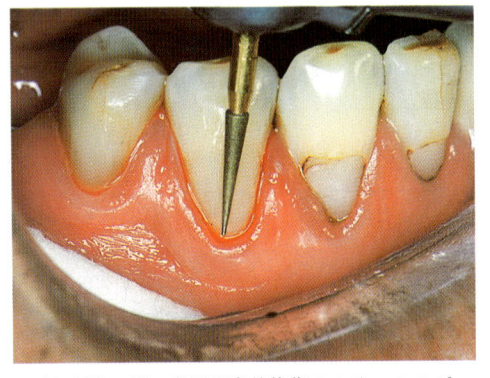

（奈良陽一郎：歯頸部審美修復のクリニカルポイント，デンタルダイヤ，24：61，デンタルダイヤモンド社，1999．）

図54 コンポジットレジンの形態修正および仕上げ
超微粒子ダイヤモンドポイント（B 18 ff）を用いて仕上げる．特に歯肉縁付近の解剖学的形態の回復は慎重に行う．

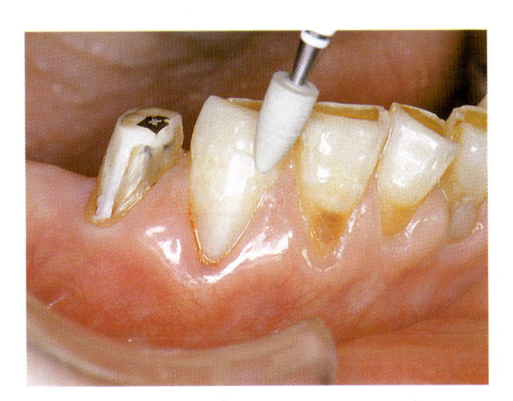

図56 コンポジットレジンの研磨
研磨用ポイント（コンポマスター）による研磨例を示す．

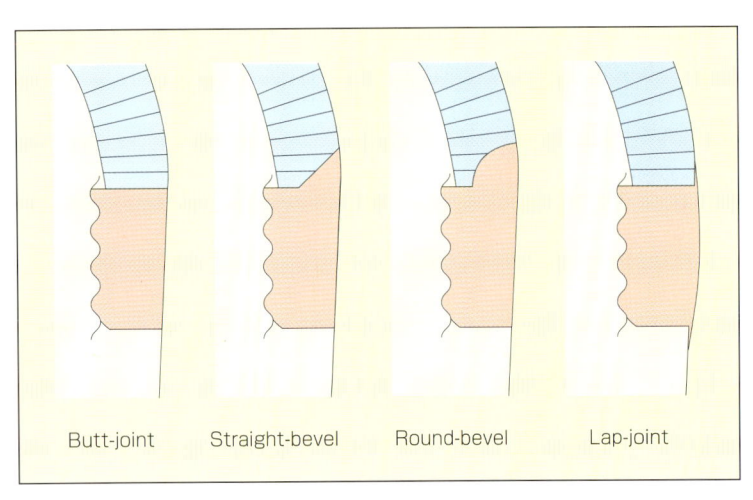

図55 窩縁形態
Butt-joint　Straight-bevel　Round-bevel　Lap-joint

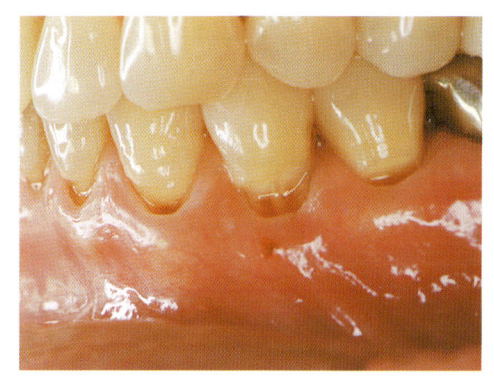

図57 くさび状欠損のリアクトマー修復
（術前）
くさび状欠損が歯肉縁下に及んでいる（ミラー使用）．

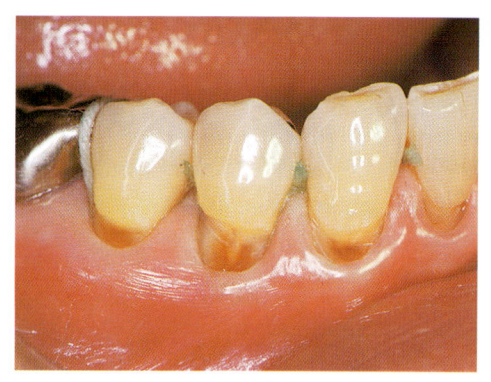

図58 歯肉圧排
TDZコード（S）を用いて歯肉圧排しているが，欠損が深部に及んでいるため，確実な修復が困難である．

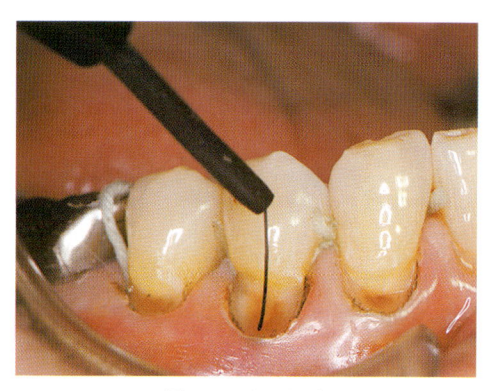

図59 歯肉切除
電気メス（線状のチップ）を用いる．メスの切れ味を保つため，チップに付着した炭化歯肉は丁寧に除去する．

以下であった．一方，大槻ら[20]は，修復材料の歯質接着性能や辺縁封鎖性の向上により，正しく修復操作を行えば，くさび状欠損部でも良好な予後が期待できるとし，ごく小さな欠損は別とし，欠損の進行やそれに随伴する歯髄・歯周組織などに対する影響を抑制したり，審美的な理由からも積極的に修復すべきだとしている．

(1) 窩洞形成

くさび状欠損の表面は滑沢であるが，口腔由来の有機物が付着している．表層を研磨剤で磨いて修復する方法も報告されているが，筆者は，欠損の大きさに合ったサイズのスチールラウンド・バー（#1〜4）を用いて，欠損面を一層削除し，汚染された薄層を除くとともに，窩縁隅角を明瞭にするよう整理している．通常はほとんど切削痛を伴うことなく短時間で処置できる．著しい知覚過敏を伴う場合や患者の希望があれば，浸潤麻酔をすることもある．エナメル質には，窩縁を整理しながらベベルを付与する．

(2) 前準備

歯肉圧排，サービカルマトリックスの選択，試適等を行う．マージンが歯肉縁下の深い位置にあり，確実な充填が無理な場合，電気メスで歯肉切除を行う（図57〜59）．

(3) 接着操作ならびに充填

知覚過敏領域では象牙細管の約75％が開口しているのに対し，非知覚過敏領域では約23％が開口していると報告されている[10]．この細管を封鎖している石灰化物などで接着性モノマーの浸透が阻害され，くさび状欠損部での接着性は有意に低下する．また，欠損がなくとも，歯頸部象牙質は，歯冠部象牙質に比べ接着しにくい被着体であることも指摘されている[30]．吉山[10]は接着性を向上させるために以下の方法をあげている．

- 石灰化結晶構造物を溶解できる酸を用いる．
- 処理時間を長くする．
- セルフエッチング・プライミング処理時にスクラビング（擦る）操作を加える．
- 表層の象牙質をラウンド・バーで一層削除するか，レーザー照射により微細な凹凸を与える．

筆者は，セルフエッチング・プライマーシステムでは，液を追加しながら処理時間を若干長めにしている．スクラビング操作は，指示書に記されている場合は行うが，通常はスポンジ等で軽く擦る程度で行っていない．

大きな欠損では，重合収縮の緩和を期待した積層充塡（図60〜62）や辺縁封鎖性の向上に効果がある低粘性レジンのライニングが推奨される．また，低粘性レジンを用いるとコンポジットレジンの"すべり"が抑制され，塡塞が容易になる．さらに，咬合による歯質のたわみが歯頸部の修復物に離脱力として働くが，弾性率の低い低粘性レジンはこの離脱力も緩和する．

咬合が欠損の誘因と考えられるケースでは，セルフエッチングプライマーシステムのエナメル質に対する接着性に不安があるので，エナメル質の

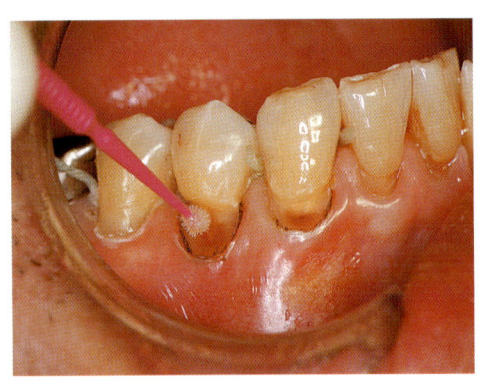

図 60 接着処理
リアクトマーボンドで歯面処理

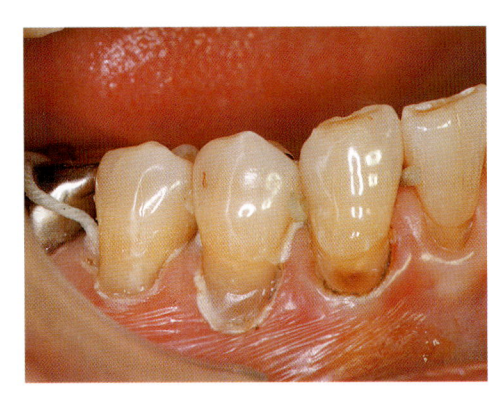

図 61 積層充塡
歯肉側を先に塡塞する．防湿またはリアクトマーボンドによる影響で歯肉に多数の皺が認められる．次回来院時には消失していた．

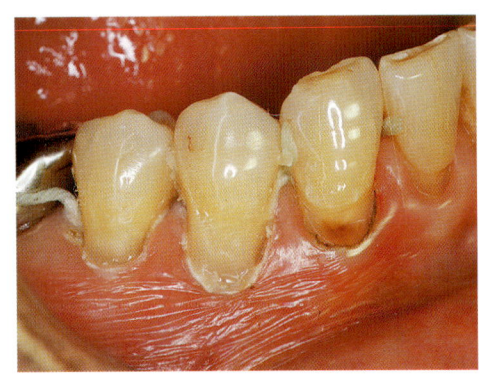

図 62 積層充塡
次いで，歯頂側を充塡する．

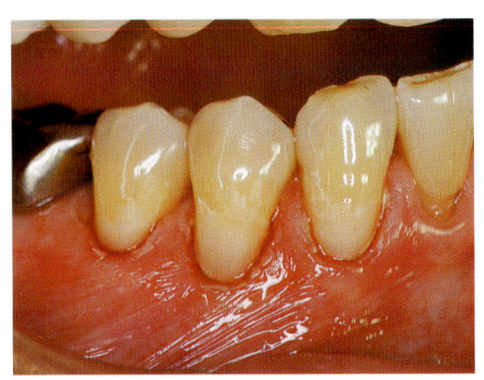

図 63 溢出した修復材の除去
圧排コードの除去後，浸潤麻酔をしているので歯肉側の形態修正も同日に行う．

みリン酸で数秒処理し，水洗乾燥後，通法に従い修復することもある．

一般に，くさび状欠損は1ブロック（片顎・片側）に2～4歯連なって発生している．1来院で1ブロックを修復していく治療計画になると思うが，一挙に修復したいという誘惑に負けず，1歯ずつ確実に修復していくべきであろう．水平位診療では，プライマーやボンディング材が後方に流れ落ちやすいので，筆者は，他の窩洞への影響を極力回避するため，奥の歯から順に修復している．

(4) 形態修正ならびに研磨

歯肉切除した場合は浸麻をしているので，歯肉側の形態修正は当日に最終段階まで行ったほうが確実で，患者の苦痛も少ない（図63）．歯肉保護のために適切なカントゥアーを付与するよう留意する．

3）根面う蝕

(1) 根面う蝕の診断ならびに前処置

特に根面う蝕の治療では，事前にう蝕病巣周辺の環境の改善を図ることが成功の秘訣である．歯肉縁下にあったう蝕が術野に露出してくれば，修復操作も容易となる（図64～66）．福島[34]は前処置期間におけるう蝕の進行抑制ならびにう蝕範囲の明示にフッ化ジアミン銀（サホライド）の塗布が有効であることを報告している．また，歯冠部う蝕と異なり，歯髄炎様の疼痛を訴えることがほとんどないので，電気歯髄診断器（パルプテスターが使いやすい）や形成中の痛みによる歯髄の生死の判定も大切である．

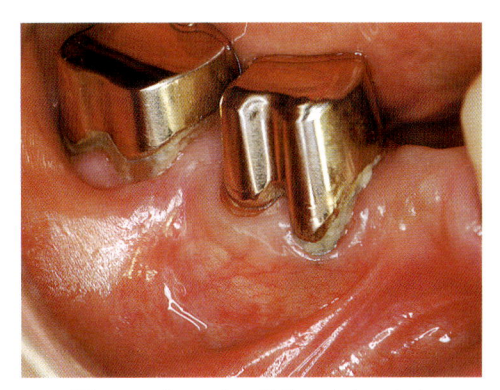

図 64 プラークの蓄積と歯肉の炎症
コーヌス内冠のネガティブピンケル部はブラッシングが難しく，歯肉が退縮するとプラークが蓄積し，う蝕が発生しやすい．

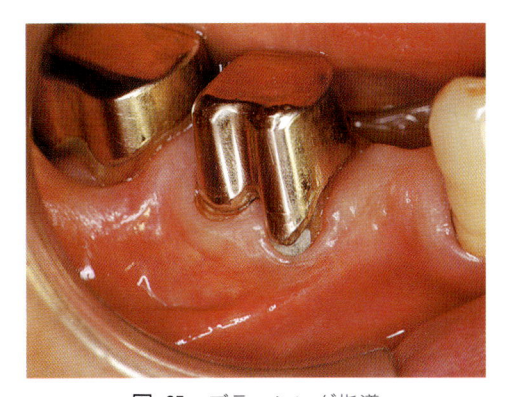

図 65 ブラッシング指導
プラウトを用いたブラッシング指導後，清掃状態が良好となっている．プラークで隠れていた近心頬側根部のグラスアイオノマーセメント修復（Chelon-Silver：8年前修復）が明瞭に確認される．

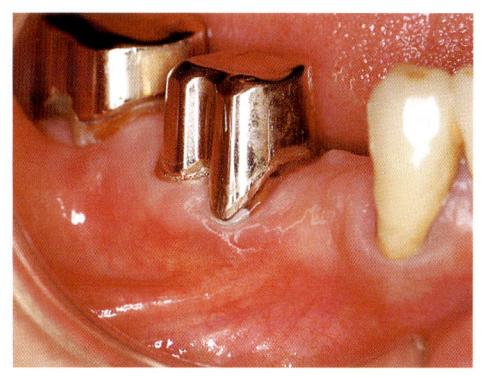

図 66 う窩の露出
炎症が治まって歯肉が引き締まり，近心隣接面中央部のう窩が明らかとなっている．光硬化型グラスアイオノマーセメント（フジⅡ LC）で修復を行った．

小野瀬[7]は，根面う蝕の特性（高齢者の歯の特徴）を考慮して，歯髄除去の基準を以下のように決めている．
 ① 歯髄症状のある歯
 ② 露髄，仮性露髄が生じている歯
 ③ 3壁以上にう蝕病巣が進行している歯

根充後の処置としては，歯冠歯質の破折を防ぐため，例外なくポストコアを装着し，部分冠あるいは全部冠などによる鋳造修復を推奨している．

なるほど，3壁以上にう蝕病巣が進行している場合，歯の構造的強度，修復の困難性を考えると，抜髄して補綴処置する理由もうなずける．しかし，抜髄処置は安易に行うべきではない．また，ポストコアによる補綴処置は，残存歯質の量や歯冠歯根比を考えると，歯根に亀裂が発生する可能性も高い．う蝕が軽度で修復操作が比較的容易なケースでは，成形修復にチャレンジし，定期的に管理してもよいと考える．いずれにしても，患者は気付いていないことが多いので，よく説明し，理解を得て行うことが大切である．

(2) 窩洞形成

う蝕検知液あるいは罹患歯質の硬さ，色調によってう蝕罹患部を判定する．原則として，窩洞形成はう蝕罹患部のみを除去すれば終了である．しかし，歯根部象牙質は健全であっても硬さが低く，歯髄に近接していることに注意しなければならない．小野瀬[7,35]は，充塡物の辺縁に厚みを与え，研磨を容易にするため，外形線に沿ってラウンド・バー（#3〜4）によって溝を付与したほうがよいとしている（図67）．筆者は特別意識して付与していないが，ラウンド・バーでう蝕を除去しつつ，窩縁に若干厚みを持たせ，外形を円滑な曲線としている．また，充塡操作を考え，便宜拡大を行うこともある．

(3) 前準備

マトリックスの試適，充塡操作の試行（特に隣接面部）．

(4) 接着操作ならびに充塡

マトリックスを用いて均等に圧接することは有効であるが，圧接が困難な場合には無理して行う必要はないと考える．隣接面の根面が少し凹んでいる場合，形態修正や研磨が難しいので，塡塞時にできるだけ適切な形態を付与するよう心掛ける．

(5) 仕上げ，研磨

隣接面の根面が少し凹んでいる場合，研磨用のストリップスを用いてもうまく研磨できないことが多いので注意する．

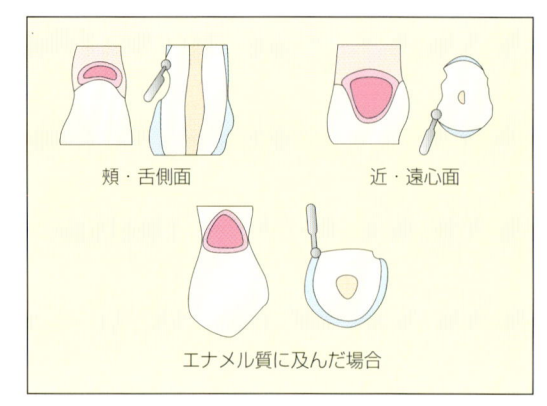

（小野瀬英雄：根面齲蝕のとらえ方とその処置，歯界展望，85(5)：1147〜1158，図18，医歯薬出版，1995．）

図67 歯頸部と根面う蝕用窩洞

第 5 章　修復物の術後管理

　多くの臨床成績の調査において，歯頸部う蝕やくさび状欠損の修復では歯根面上の歯肉側辺縁に辺縁着色や二次う蝕が生じやすいことが報告されている．接着性修復材料では，辺縁漏洩が二次う蝕，辺縁着色ならびに歯髄刺激の主な原因と考えられるので，象牙質窩壁との良好な接着適合状態を築くことが成功への鍵となる．しかし，これまで述べてきたように，このことは材料学的にも技術的にも困難である．また，修復材料自体に二次う蝕予防効果を期待することに意義はあるが，あくまでもその効果は修復物辺縁の近傍に限られている．口腔内全体のう蝕リスクが改善されない限り，非修復面あるいは他の歯に新たなう蝕の発生を許してしまう．さらに，歯頸部病変が摩耗症の場合とう蝕症の場合とでは病因が全く異なるため，同じ窩洞分類でもその臨床経過も異なってくる（図68）．したがって，発病原因の除去と歯周処置を含めた術後のメインテナンスならびに修復物のチェックが重要と思われる．

　以下，経過観察時に行う診査項目ならびに処置をあげる．

・修復物に関する（歯髄症状，辺縁適合性，辺縁着色，変色，二次う蝕，摩耗，動揺，脱落など）診査
・カリエスリスク判定
・歯周病に関する診査，検査
・口腔清掃の再指導
・PMTC（Professional Mechanical Tooth Cleaning）または PTC
・スケーリング・ルートプレーニング
・咬合の診査，調整
・知覚過敏処置
・修復物の再研磨，補修または再修復

　次に，修復物に問題が生じた場合の対処法（修復物の再研磨，補修，再修復）と間接的に歯頸部や歯根のう蝕リスクを高める危険性のある知覚過敏について述べる．

1．修復物の再研磨，補修，再修復

　歯科医は，疑わしければ修復が必要と判断する傾向があることをElderton[36]は指摘している．実際，再修復の理由として，二次う蝕(38%)，二次う蝕の疑い(19%)，二次う蝕はないがマージンに疑い（40%）があげられており，疑わしいものが全体の6割を占めていた．さらに，再修復することにより，かえって問題が大きくなるだけでなく，窩洞が拡大して歯が脆弱なることを明らかにした．また，定期的に歯科を受診する患者に多くの修復物が施され，自分が処置していない修復物をやり直す傾向が強いことも指摘している．福島[37,38]は，このくり返し治療（Repeat Restoration

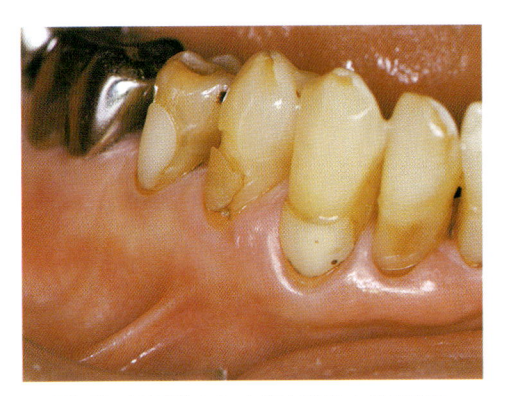

図 68　原因除去による再発防止の重要性
くさび状欠損を修復したと思われるコンポジットレジン修復例を示す．歯頂側のエナメル質に欠損が認められる（特に 4| で顕著）．コンポジットレジンのほうがエナメル質より高い耐摩耗性を示したとも考えられるが，欠損の成因に咬合が大きく関与している可能性も高い．原因が除去できないと，このように修復後も欠損は拡大する．

表 8 修復物の事故発見に対する処置

原因確認後
  経過観察（Monitoring）
    辺縁破折，軽度体部変色，表面着色（再研磨）など
  補修修復（Repair）
    体部破折，歯質破折，辺縁破折，辺縁着色，体部変色，摩耗など
  完全再修復（Complete Replacement）
    脱落，動揺，広範囲破折，歯髄障害など

（福島正義：ウ蝕治療とメインテナンス，デンタルダイヤ，24：77，1999．より引用）

表 9 将来の再修復への配慮

生体の加齢変化に追従し，調和する修復材料はない．本来のう蝕リスクが改善されない限り，う蝕の再発と非修復面からの新たなう蝕発生がありうる．
◆継続的なう蝕予防
◆くり返し治療（Repeat Restoration Cycle）による歯質，歯髄の損傷
◆補修修復（Patched Restoration）による対応
◆患者の余命

（福島正義：修復材の選択基準，補綴臨床 別冊/新しい齲蝕学・修復学を求めて，（安田 登，他編）119～127，医歯薬出版，1997．内容をまとめ表を作成）

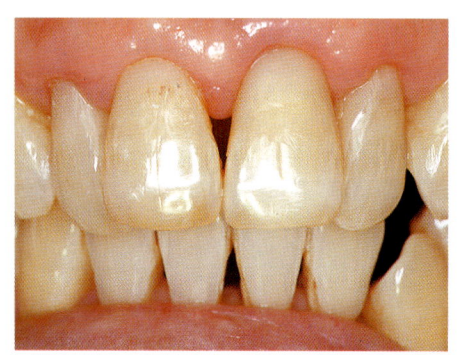

図 69 経過観察の重要性（修復直後）
4+4 の歯頸部にコンポジットレジン修復（リン酸によるエナメル質の前処理後ライナーボンドⅡ，AP-X）を行っている．

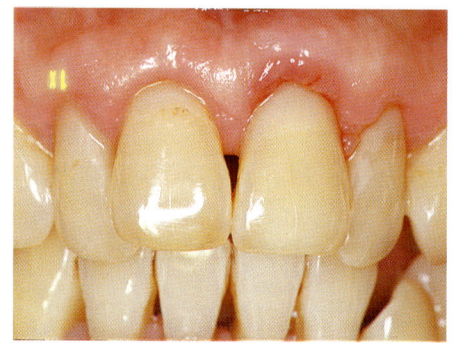

図 70 経過観察の重要性（4カ月後のリコール時）
1 の歯肉縁下の溢出は少ないが，限局した歯肉炎を発症している．再調整，キュレッテージを行った．

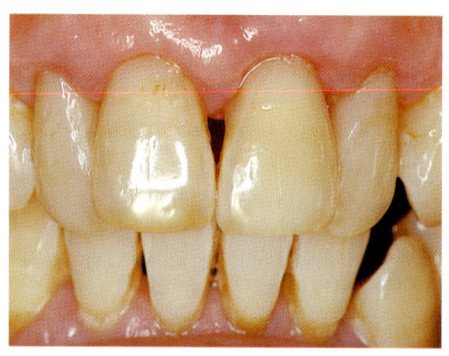

図 71 経過観察の重要性（1年半後のリコール時）
歯肉の炎症は改善している．

cycle）による歯質，歯髄の損傷をできるだけ避け，補修修復（Patched Restoration）による対応を推奨し，修復物の事故に対する処置を表8，9のようにまとめている（図69～76）．

2．知覚過敏処置

まず，痛みの誘発因子（歯ブラシによる擦過，冷温水，冷気，甘味など），症状のある歯を特定し，歯髄炎との鑑別診断を行う．次いで，知覚過敏症の特徴（象牙質の露出，一過性，誘発痛は軽度で持続しない．再発しやすい）ならびにメカニズム（動水力学説）を説明する．その後，ブラッシング

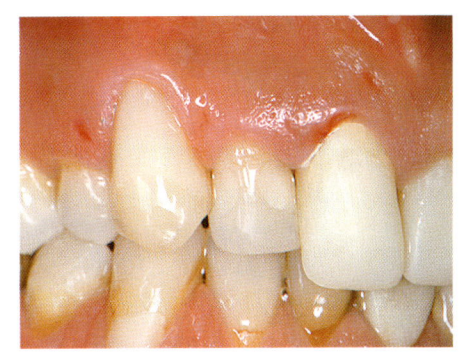

図 72 カリエスリスクのコントロール（DMFT：25）
3 2|修復直後（クリアフィルシステムF：第2世代，化学重合型）を示す．

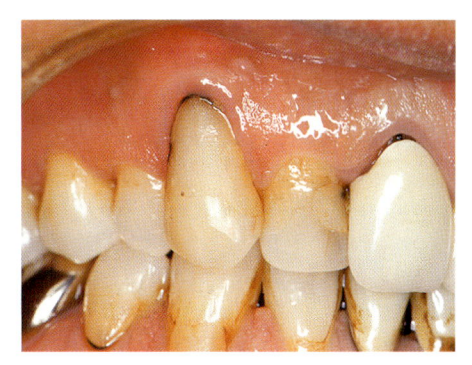

図 73 カリエスリスクのコントロール（11年後）
11年後のリコール時を示す．3|の歯肉側象牙質窩縁に二次う蝕認められるが，深部には波及していなかったので，カリエスリスクを低下させるための指導を行った．その後，6カ月間隔で術後管理・経過観察を行うこととした．2|歯頂側にう蝕がみられる．修復時にう蝕が残存していた可能性が高い．

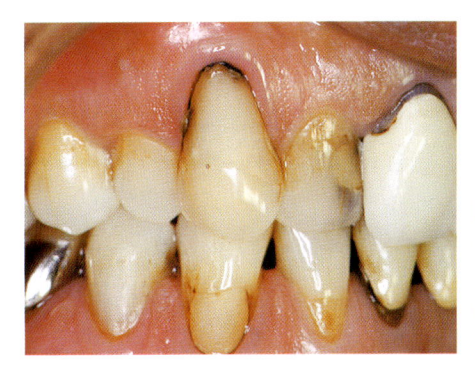

図 74 カリエスリスクのコントロール（17年後）
6年間に若干の進行が認められるが，カリエスリスクは低いので，経過観察を継続している．1|の歯頸部露出根面のう蝕はライナーボンドIIとプロテクトライナーFで3年前に補修した．

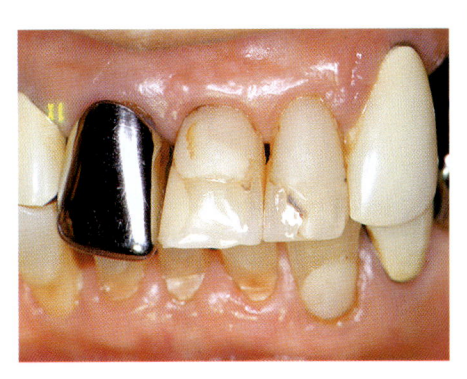

図 75 修復後の対処法
|1 唇側部の補修修復例（患者の年齢81歳）を示す．
|1 には以下の3種のコンポジットレジン修復が施されている．
　1．唇側近心（BM）（クリアフィルニューボンド，FII：5年経過）
　2．唇　　側（B）（フォトボンド，フォトクリアフィル-A：8年経過）
　3．唇側遠心（BD）　2．の補修修復（ライナーボンドII，AP-X：1年経過）
|2 の唇側遠心（BD）部の修復（ライナーボンドII，AP-X）は1年経過している．
|1 2 の歯頂側に辺縁着色が認められる．

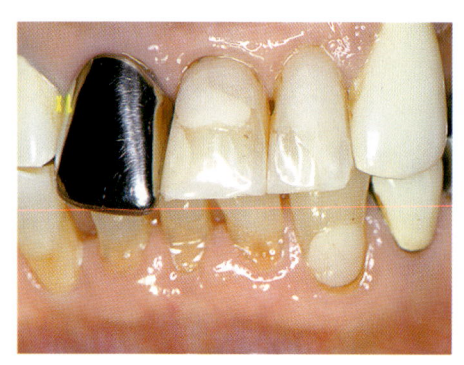

図76 修復後の対処法
溢出したコンポジットレジンを除去し，再研磨を行ったところ，着色は消失した．

指導を行い（特に，プラークに起因すると思われるもの），ぬるま湯でのうがい等できるだけ誘発行為を避けるよう指導し，次回来院時まで経過観察する．

直接の誘因となる既往歴がある場合，患者の理解も得やすい．症状が軽減せず，患者や治療を希望する場合，象牙細管を封鎖する目的で以下の処置を行うが，必ずしも効果が認められないこともあるので，患者にその旨を説明する．効果がなかった場合，薬剤や処置法を変えると有効なことがある．

・知覚過敏鈍麻剤，抑制剤（Fバニッシュ，ハイパーバンド，サホライド，グルマCPSデセンシタイザーなど）の塗布
・レジン系材料（MSコート，セルフエッチングプライマー接着システム）を用いたコーティング（露出根面のレジン系材料によるコーティングは，歯周治療の立場からみると推奨されない）
・ソフトレーザー照射
・ルートプレーニング（スミア層形成による抑制効果）
・修復処置（くさび状欠損が認められる場合）

おわりに

くさび状欠損や根面う蝕の原因，処置法，予防法に関しては，まだ確立されたものがなく，歯頸部と根面の修復について筆者の私見を交えて記述した．急速な高齢化社会の到来とともに，治療や予防対象として歯頸部や根面の疾患に遭遇する機会はますます増えてくるものと考えられるが，その際，拙著が一助となれば幸いである．

謝　辞
稿を終えるにあたり，貴重なスライドや表の提供をいただいた日本歯科大学歯学部歯科保存学教室第2講座　奈良陽一郎講師，新潟大学歯学部歯科保存学第一教室　福島正義講師，ならびに鶴見大学歯学部第一歯科保存学教室　桃井保子講師のご厚意に心より感謝申し上げます．また，貴重なアドバイスと本文のご校閲を賜りました長崎大学歯学部歯科保存学第一講座　林　善彦教授に感謝の意を表します．

【文　　献】

1) 熊谷　崇，他：クリニカル カリオロジー，医歯薬出版，東京，1997．
2) 岩久正明：う蝕への総合的対応策としてのカリオロジー，歯医学誌，**18**：101〜103，1999．
3) 小野瀬英雄：う蝕学はいま―カリオロジーは修復を変えたか―，歯科評論，**683**：62〜71，1999．
4) 千田　彰：新しいウ蝕治療の実際／どう変わるのか，変えるのかウ蝕治療，デンタルダイヤ，**24**：66〜70，1999．
5) 細田裕康：保存修復学　各論，永末書店，京都，1989．
6) 岩久正明，他：保存修復学 21，永末書店，京都，1998．
7) 小野瀬英雄：根面齲蝕のとらえ方とその処置，歯界展望，**85**：1147〜1158，1995．
8) 眞木吉信：これ一冊でわかる歯根面う蝕のすべて　21世紀のカリオロジー戦略，（眞木吉信監修），別冊　歯科衛生士，32〜37，1999．
9) 尾崎哲則：楔状欠損の疫学的検討，歯界展望，**83**：654〜661，1994．
10) 吉山昌宏，松尾敬志：楔状欠損部への接着，QE，**16**：6〜19，1997．
11) Katz, R. V.：Assessing root caries in populations：The evaluation of the root caries index, J. Public. Health. Dent., **40**：7〜16, 1980.
12) 福島正義，他：成人の口腔疾患に関する疫学調査―とくに歯周疾患（CPITN）と根面ウ蝕（RCI）を中心として―，日歯保存誌，**36**：296〜302，1993．
13) 福島正義，他：成人の口腔疾患に関する疫学調査（第2報）高齢地域における疾病構造，日歯保存誌，**37**：1624〜1634，1994．
14) 三浦信一：所謂楔状欠損の観察と其の成因に関する実験的研究（第1〜3報），口病誌，**19**：69〜76，172〜177，1952，**20**：141〜149，1953．
15) 眞木吉信：これ一冊でわかる歯根面う蝕のすべて　21世紀のカリオロジー戦略，（眞木吉信監修），別冊　歯科衛生士，28〜31，1999．
16) Lee, W. C. and Eakle, W. S.：Possible role of tensile stress in the etiology of cervical erosive lesions of teeth, J. Prosthet. Dent., **52**：374〜380, 1984.
17) Brady, J. M. and Woody, R. D.：Scanning microscopy of cervical lesion, J. Amer. Dent. Assoc., **94**：726〜729, 1977.
18) Grippo, J. O.：Abfractions：A new classification of hard tissue lesions of teeth, J. Esthet. Dent., **3**：14〜19, 1991.
19) McCoy, G.（筒井昌秀　訳閲）：Dental compression syndromeと咬合治療，QE，**13**：782〜789，1994．
20) 大槻昌幸，高津寿夫：くさび状欠損部についての考え方と治療方針，QE，**14**：683〜693，1995．
21) 杉原直樹：これ一冊でわかる歯根面う蝕のすべて　21世紀のカリオロジー戦略，（眞木吉信監修），別冊　歯科衛生士，38〜45，1999．
22) Treating caries as an infectious disease, J. Amer. Dent. Assoc., **126**：2 S〜24 S, 1995.
23) Makinen, K. K., Makinen, P. L., Pape, H. R., Allen, P., Bennett, C. A., Isokangas, P. J.and Isotupa, K. P.：Stabilization of rampant caries：polyol gums and arrest of dentine caries in two long-term cohort study in young subjects, Int. Dent. J., **45**：93〜107, 1995.
24) 眞木吉信：これ一冊でわかる歯根面う蝕のすべて　21世紀のカリオロジー戦略，（眞木吉信監修），別冊　歯科衛生士，54〜59，1999．
25) 冨士谷盛興，新谷英章：コンポマーとは，歯界展望，**93**：788〜794，1999．
26) Symposium clinical management of root surface caries, Am. J. Dent., **8**：321〜357, 1995.
27) 総山孝雄：新レジン充填・コンポジットその他，165〜189，永末書店，京都，1980．
28) Nakabayasi, N., Kojima, K. and Masuhara, E.：The promotion of adhesion by the infiltration of monomers into tooth substrates, J. Bio. Med. Res., **16**：265〜273, 1982.
29) Sano, H., Takatsu, T., Ciucchi, B., Horner, J. A., Matthews, W. G. and Pashley, D. H.：Nanoleakage：leakage within the hybrid layer, Oper. Dent., **20**：18〜25, 1995.
30) 奈良陽一郎：歯頸部審美修復のクリニカルポイント，デンタルダイヤ，**24**：57〜61，1999．

31) Nakajima, M., Ogata, M., Okuda, M., Tagami, J., Sano, H. and Pashley, D. H.：Bonding to caries-affected dentin using self-etching primers, Am. J. Dent., **12**：309〜314, 1999.
32) 奈良陽一郎：齲蝕検知液とサービカルフェンスを活用したコンポジットレジン修復―歯肉縁下に及ぶ歯頸部齲蝕に対して―，歯界展望，**92**：1012〜1018, 1998.
33) Bayder, J. D., Levitch, L. C., Shugars, D. A., Heymann, H. O. and Mcclure, F.：How dentists classified and treated non-carious cervical lesions, J. Amer. Dent. Assoc., **124**：46〜54, 1993.
34) 福島正義：根面齲蝕と楔状欠損，補綴臨床　別冊／エイジングと歯科補綴，44〜45, 1999.
35) 小野瀬英雄，滝川智義：修復―特に根面齲蝕の処置について―，歯界展望，**65**：1247〜1254, 1985.
36) Elderton, E. J.：今日の齲蝕の管理と予防的修復法1―従来の齲蝕の診断と処置の問題点―，歯界展望，**90**：817〜827, 1985.
37) 福島正義：ウ蝕治療とメインテナンス，デンタルダイヤ，**24**：75〜79, 1999.
38) 福島正義：修復材の選択基準，補綴臨床　別冊／新しい齲蝕学・修復学を求めて，119〜127, 1997.

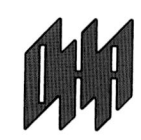

デンタルテクニックス㉒
歯頸部と根面の修復

2001年3月30日　第1版・第1刷発行

著者　久保　至誠

発行　財団法人　口腔保健協会

〒170-0003　東京都豊島区駒込1-43-9
振替 00130-6-9297　　Tel 03-3947-8301(代)
　　　　　　　　　　Fax 03-3947-8073
　　　　　　　　　　http://www.kokuhoken.or.jp/

乱丁・落丁の際はお取り替えいたします．　　印刷／三報社印刷・製本／愛千製本
© Shisei Kubo 2001. Printed in Japan〔検印廃止〕
ISBN4-89605-166-1　C3047

本書の内容を無断で複写・複製・転載すると，著作権・
出版権の侵害となることがありますので御注意下さい．